W0084890

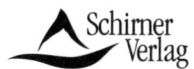

Peter Bernewitz

Der schönste Urlaubsort ist in dir selbst

... und wie man ihn durch Yoga erreichen kann

herausgegeben von Gunhild Hexamer

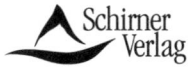

ISBN 978-3-8434-1096-0

Peter Bernewitz:
Der schönste Urlaubsort ist in dir
selbst
.... und wie man ihn durch Yoga
erreichen kann
©2013 Schirner Verlag,
Darmstadt

Herausgeberin: Gunhild Hexamer
Umschlag: Murat Karaçay,
Schirner, unter Verwendung von
22298287 (christine krahl),
6806500 (Sergio Hayashi),
www.fotolia.com
Satz: Barbara Rave, Schirner
Printed by: OURDASdruckt!, Celle,
Germany

www.schirner.com

1. Auflage Januar 2013

Inhalt

Einstimmung auf die Reise – ein Vorwort der Herausgeberin

Woran denken wir, wenn wir das Wort Expedition hören? An Zelt und Schlafsack, Wasserkanister, Gaskocher, Buschmesser und große Strapazen. In unserer Vorstellung wandern wir auf einem schmalen Pfad durch den Dschungel und richten den Blick mit höchster Aufmerksamkeit auf den Boden, wo vielleicht eine Schlange unseren Weg kreuzt, oder in das Dickicht, wo ein Raubtier auf uns aufmerksam werden könnte. Die Luft ist erfüllt von unzähligen Vogelstimmen und dem Geschrei der Affen.

Und nun eine Expedition der ganz anderen Art: Wir sind in einem Yogaraum mit gedämpftem Licht, mit bunten Matten und Decken. Geschlossene Augen, aufmerksames Bewegen, ruhiges Atmen. Das vollkommene Gegenteil zu den Herausforderungen der Außenwelt – doch auch hier werden Entdeckungsreisen unternommen! Die letzten weißen Flecken auf der Landkarte befinden sich in uns selbst, und Peter Bernewitz leitet unseren Weg in die Tiefen von Körper, Geist und Seele.

Um das Wissen des Meisters bei den Schülern, in diesem Fall unseren Lesern, ankommen zu lassen, bedarf es vieler Brücken. Und so übernahm ich bei unserer gemeinsamen Arbeit den Part der kritisch fragenden Yogaschülerin: »Wie können wir das verständlicher ausdrücken?«, »Was genau bedeutet das?«, »Wie ist der Zusammenhang?« Denn: »Wenn ich das nicht verstehe, verstehen es andere auch nicht!«

Mit solchen Fragen musste sich der Meister auseinandersetzen, bis aus dem Zusammenspiel von Yogaschule und Textwerkstatt wirklich ein Buch geworden war.

Ich wünsche den Leserinnen und Lesern bei ihrer Reise durch die Seiten viele wertvolle und verwertbare Erkenntnisse!

Gunhild Hexamer

Einleitung

Der schönste Urlaubsort ist in dir selbst.
Das Kloster ist dein Wohnzimmer.
Der Pilgerpfad ist dein Lebensweg.

Immer wieder, jedes Jahr aufs Neue, leben wir auf den Urlaub hin, der uns Entspannung und Ablenkung vom Alltag schenken soll. Wir suchen die Ruhe, die wir in unserem Umfeld nicht finden, hinter Klostermauern. Oder wir begeben uns auf den Pilgerpfad, von dem uns schon so viel erzählt wurde, und erwarten dort Erlebnisse spiritueller Art, ohne so recht zu wissen, wie diese aussehen mögen.

Wir sind es gewöhnt, nach außen zu blicken, um Hilfe zu erhalten, neue Kraft zu gewinnen oder etwas Besonderes zu erleben. Das ist zunächst einmal nicht schlecht, denn es liegt in der Natur des Menschen, in lebendigem Austausch mit seiner Umwelt zu stehen.

Dennoch lohnt es sich, die Blickrichtung umzukehren und nach innen zu schauen. Und bald beginnen wir zu ahnen, dass es in uns eine Schatzkammer gibt, die unermessliche Werte für uns bereithält. Der Schatz ist jedoch nicht sofort zugänglich, und wir müssen uns vorarbeiten wie ein Bergarbeiter im Stollen, um ihn zu finden.

Die Weisheitsphilosophie des Yoga ermöglicht uns diese Wanderung nach innen. Und sie ermöglicht uns, diese Schätze zu heben. Doch wie soll das gehen?

Immer mehr an Yoga Interessierte nehmen an Yogakursen teil, in Turnhallen, Fitnessstudios oder stimmungsvoll gestalteten Yogaräumen. Für die meisten dieser Teilnehmer bedeutet Yoga vor allem eine wohltuende, beruhigende Abfolge von Körper- und Atemübungen. Dennoch sind es nicht die Übungen, auf die es in erster Linie ankommt, sondern unser inneres Engagement.

Daher möchte ich hier auch keine Übungsfolgen, die Asanas, beschreiben, sondern das Verständnis dafür wecken, was hinter den Körper- und Atemübungen des Yoga steckt. Bisher haben wir überwiegend erfahren, dass die Asanas uns beweglicher und fitter machen und dazu beitragen können, uns vorübergehend von Stresssymptomen zu befreien und uns zur inneren Ruhe zu führen, die wir oft so dringend benötigen. Und der Spruch »In der Ruhe liegt die Kraft« ist so allgegenwärtig, dass wir kaum noch darüber nachdenken, was er eigentlich bedeutet.

Nur – wie kommt die Kraft in die Ruhe? Woher kommt die Energie, die zur Ruhe führt? Das ist das zentrale Thema dieses Buches.

Es geht also, ganz aktuell, um Energieerzeugung. Doch die Quellen liegen nicht in Kohle oder Kernspaltung, auch nicht in Sonne, Wind und Wasser, sondern in uns selbst!

Die Seele ist glücklich, wenn sie für sich selbst sorgen kann.

Mein Buch ist für diejenigen, die schon Erfahrung mit Yoga haben, die Yoga von den Übungen her kennen und offen dafür sind, was Yoga in ihrem Leben und für ihr Leben noch bedeuten kann.

Yoga ist keine Religion mit Glaubenssätzen, die es hinzunehmen gilt, sondern beruht auf Erfahrung. Schon vor Jahrtausenden begannen Yogis damit, die Zusammenhänge von Körper, Geist und Seele zu erforschen, und begründeten damit eine Tradition der Weitergabe von Wissen, die bis heute lebendig ist. Basierend auf dieser uralten Lehre habe ich in meiner langjährigen Yogapraxis wieder meine ganz eigenen Erfahrungen gemacht. Von diesen Erfahrungen möchte ich Ihnen gerne berichten – und Sie ermutigen! Nämlich dazu, in Ihrem Yoga die Oberfläche zu verlassen und nun selbst Ihren individuellen und unverwechselbaren Yogaweg zu gehen.

Unsere Lebensenergie

Alles ist Energie

Die schöpferische Gottheit, von deren Ursprung wir sind, würde ohne jeden Zweifel die allerhöchste Auszeichnung verdienen, die wir Menschen jemals verleihen könnten. Dieser Schöpfergeist ist der Urheber aller wirkenden Kräfte, Energieformen und Erscheinungen, ob materieller, körperlicher oder geistig-seelischer Art.

Wer einer Religion nahe steht, nennt diesen Geist Gott. Andere sprechen vielleicht eher von einer schöpferischen Kraft. Mir geht es nicht um Glaubensfragen, sondern um das schöpferische Prinzip im Universum.

Den Umgang mit den Energieformen versteht niemand besser als jener Schöpfergeist. Dieser hat auch die Fähigkeit, etwas wie aus dem Nichts zu materialisieren, oder das genaue Gegenteil, d. h. Geschaffenes wieder in das Nichts zurückzuverwandeln. Alles verläuft in einer sehr präzisen Weise so genial, dass – wie es auch immer vonstatten gehen mag – eine neue Form mit einer neuen Wirksamkeit entsteht.

Das Universum ist in einem ständigen Wandel begriffen. Aus kosmischem Staub entstehen neue Sonnen, alte Sterne vergehen. Und auch aus ihrem Material wird eines Tages etwas Neues hervorgehen. Im kosmischen Raum, in dem unser Planet seinen Platz hat und damit auch wir, gibt es keine Abfälle. Jede Art von dem, was wir als Müll oder Abfall bezeichnen, stellt vielmehr ein unerschöpfliches Reservoir von Bausteinen dar – und damit neue Nahrung für eine zukünftige Erscheinungsform.

Weil der Mensch ein kosmisches Geschöpf ist, wirken solche göttlichen Fähigkeiten auch in uns. Auf unserem Yogaweg lernen wir, uns diese wirkenden, schöpferischen Kräfte bewusst zu machen, und erfahren sie als unsere Lebensenergie. Diese Energie ist völlig unkonditioniert, lässt sich nicht trainieren und nichts von außen vorschreiben. Vielmehr bewegt sie sich aus sich selbst heraus und nach ihrer eigenen Gesetzmäßigkeit.

Die Yogapraxis bietet ein gutes Hilfsmittel, unseren Energiefluss zu unterstützen. Und das auch wirklich nur dann, wenn wir es im Laufe unserer Übungsjahre verstanden haben, uns diese Gesetzmäßigkeit von Erfahrung zu

Erfahrung bewusster zu machen. Wir sind dann in der Lage, mit dieser Energie behutsamer umzugehen. Und ihr genau das anzubieten, was sie wirklich braucht, um sich in unserem Körper zu einer neuen, wohltuenden Dimension zu entfalten: die Beobachtung, das entspannte Atemzentrum und das Zulassen der Schwerkraft.

Die kosmischen Gesetze sind unabdingbar: wie im Weltall, so auch in uns. Die Schwierigkeit liegt darin, sie sich bewusst zu machen, um ihre Werte zu gewinnen. Die Gesetze wirken sowohl auf materieller als auch auf spiritueller Ebene. Die materielle Wissenschaft ist fortgeschrittener und vor allem beweisbarer als die spirituelle. Deshalb gibt es Zusammenhänge zwischen Materie und Spiritualität, die wir Menschen oft nur teilweise und manchmal gar nicht durchschauen, wie etwa im Falle von Heilung.

Das Thema der Lebensenergie wird vor allem dann, wenn es um Krankheit, Trauer und Tod geht, erst richtig interessant. Denn wenn wir es verstehen, unsere Energie fließen zu lassen, dann wird sie für uns auch ihre Kraft entfalten und vor leidvollen Spannungen nicht haltmachen. Sie kann u.a. unser Immunsystem stärken und Depressionen entgegenwirken.

Die Lebensenergie, Kundalini genannt, kennt Formeln für den Zusammenhalt unserer körperlich-geistig-seelischen Einheit, ob in Knochen oder Nerven: das zusammenzuführen, was zusammengehört, und das loszulassen, was nicht hineingehört. Energiezustände werden durch den Einfluss der Lebensenergie wandelbar in Richtung Gesundheit.

Durch Hatha-Yoga machen wir uns zunächst unseren Körper immer mehr bewusst. Dadurch erlangen wir auf längere Sicht auch Kenntnisse über unsere Geistes- und Seelenkräfte, denn diese gehören mit zu unserem Körper. Früher oder später wächst die Bedeutung von Geist und Seele über die Körperlichkeit hinaus.

Wenn ich zum Beispiel fasten möchte, sollte der Geist in der Lage sein, die Absicht in die Tat umzusetzen. Das Gefühl sollte auf unserer Seite sein, uns vertrauensvoll begleiten und dem Entschluss nicht entgegenwirken (etwa, indem es uns an den Kühlschrank schickt).

Wir sind es gewöhnt, dass die Lebensenergie einfach da ist. Sie gibt uns die Kraft zu leben und vor allem, uns weiterzuentwickeln, wie eine Pflanze, die einfach wächst, wenn sie genug Licht und Wärme, Wasser und Nährstoffe bekommt. Wir fangen erst an, über die Lebensenergie nachzudenken, wenn wir einen Mangel feststellen.

Dieser Mangel an Energie, der sich in einer buchstäblichen Lebens-Müdigkeit, in Krankheit oder seelischem Leiden manifestiert, bringt uns dazu, dass wir beginnen, uns die Wirkungsweise der Lebensenergie bewusst zu machen. Das ist ein bedeutender Schritt hin zu mehr Eigenverantwortung.

Fortgeschritten sein bedeutet nun, gelernt zu haben, für die Energie und mit ihr zu leben und Übungen für sie zu praktizieren, statt immer nur für den Körper, denn: von ihr hängt alles ab, was gut und wichtig für uns ist. Jetzt liegt es bei jedem Einzelnen, dass er seinen Weg geht und dabei ganz eigene Erfahrungen sammelt, die vor ihm so noch niemand gemacht hat. Diese Erfahrungen stellen sich ein, wenn

Sie nicht mehr zögern, auf nichts mehr warten, sondern einfach beginnen.

Wenn Ihre Erwartungen anfänglich enttäuscht werden, bedenken Sie bitte, dass ein Baum, den Sie pflanzen, noch keine Früchte tragen kann. Und doch ist der Baum die Voraussetzung für das Wachsen der Früchte und die spätere Ernte. Die Früchte werden nicht nur Ihren Körper nähren, sondern vor allem Ihren Geist und Ihre Seele. Wenn unsere Seele wohlgenährt ist, wird sich das sowohl im Leben als auch nach dem Tod positiv für uns auswirken.

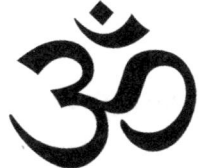

Die unkonditionierte Lebensenergie

Wie können wir mit unseren Übungen so umgehen, dass auch wirklich unkonditionierte Lebensenergie erfahrbar wird?

Dass ich durch meine Bemühungen im Yoga versuche, neue Lebensenergie zu gewinnen, war mir zu Beginn meines Yogawegs überhaupt nicht klar. Ich habe damals Yoga praktiziert, um mich auszugleichen, besser zu schlafen, meine wahren Bedürfnisse zu spüren und sie somit erfüllen zu können.

Erst im Laufe des Lebens gelang es mir immer besser, mir die Gesetze der Lebensenergie wirklich bewusst zu machen. Dadurch konnte ich deutlicher unterscheiden zwischen konditionierter Lebensenergie und der neu entdeckten unkonditionierten Energie, die im Yoga auch Shakti oder Kundalini heißt.

Joggen beispielsweise regt Herz und Kreislauf an und dadurch, wie überhaupt alle aktiven Sportarten, die konditionierte Energie. Konditioniert bedeutet: durch Reize von außen hervorgerufen und durch diese bedingt – beim Joggen also durch Bewegung und Training.

Unkonditionierte Energie hingegen stellt sich ein, indem ich andere Gesetze als die der körperlichen Anstrengung beachte. Dass es andere Gesetze gibt, beweist uns die Natur, denn dort sind keine Fitnessstudios zu finden, und niemand übt dort ein Yogaprogramm. Und dennoch sind Tiere und Pflanzen, vom Einzeller bis zum Elefanten, vom Grashalm bis zum Mammutbaum, zu enormen Leistungen imstande.

Noch einmal der Unterschied zwischen konditionierter und unkonditionierter Energie: Beim Joggen wird uns warm bis zum Schwitzen. Doch schnell verschwindet diese Energie im Nichts, und ich müsste erneut aktiv werden. Schwitzen ist das Gegenteil von Frieren!

Sicherlich ist Sport etwas sehr Gesundes, doch solange der Körper immer mehr leisten muss, um an sein Wohlbefinden zu kommen, könnte das in der Erschöpfung enden. Beispiel: Wir laufen immer wieder 1 000 Meter und fühlen uns dabei gut. Nach einiger Zeit lässt diese Wirkung aber nach. Um uns weiterhin genauso gut fühlen zu können, müssen wir 2 000 und irgendwann 10 000 Meter laufen. Diese Konditionierung könnte sich steigern, bis wir zu Dopingmitteln greifen und bis es schließlich keine Steigerung mehr gibt – der Körper versagt.

Gegen Konditionstraining ist im Prinzip nichts einzuwenden, wenn damit eine Grundenergie erreicht werden soll. Doch dann wird es Zeit, die Vervollständigung durch unkonditionierte Energie zu schaffen. Für konditionierte Energie ist sehr viel zu leisten, im Gegensatz zur unkonditionierten Energie, einem reinen Energiegewinn, wie er in der Natur überall zu finden ist.

Unkonditionierte Energie wird durch den Atem und das Zulassen der Schwerkraft wie aus dem Nichts hervorgebracht.

Die unkonditionierte Energie versteht es, Konditionierungen in uns zu lösen, denn der Ausgleich entsteht grundsätzlich durch das Gegenteil.

Wir Menschen in der westlichen Welt sind so leistungsorientiert, dass uns die gegenteilige Haltung, in diesem Fall das Zulassen, völlig fremd ist. Wir kennen Auszeiten wie Urlaub, Wochenende und Wellness, doch diese zählen nicht zu den bewussten Energiequellen, die jeder von uns – solange der Körper lebt – in sich trägt. Unsere Lebensenergie kann weder trainiert werden, noch kommt sie auf Befehl. Um sie zu gewinnen, müssen andere Kriterien erfüllt und andere Gesetze beachtet werden. Eine große Hilfe bieten uns dabei unsere Yoga-Körperübungen.

Im Hatha-Yoga geht es um die Gegensätze von Kontraktion und Dehnung. Hatha heißt polares Geschehen, wie heiß und kalt oder eben Kontraktion und Dehnung. Kontraktion führt zur Bewegung und zur Leichtigkeit. Das Ziel ist es, den Stoffwechsel in unseren Muskeln so zu verbessern, dass wir die Leichtigkeit der Bewegung spüren können.

Kontraktion und Dehnung brauchen weder Druck noch Gewalt.

Die Dehnung des Muskels geschieht wie von selbst und braucht kein Ziehen oder Stretchen und erst recht keine Gewalt.

Eine Teilnehmerin berichtet:

In der ersten Zeit beim Yoga, ja, sogar in den ersten Jahren, konnte ich mit der Aussage, dass nach einer Folge von Übungen die Energie fließt, gar nichts anfangen, so sehr war ich in meinen körperlichen und seelischen Spannungen gefangen.

Im Gegenteil, ich war frustriert und dachte nur: Bei mir fließt nichts. Jetzt, nach sechs Jahren, kann ich die Energie spüren. Ich staune heute noch jedes Mal und freue mich, wenn mein Körper schon nach einer bewussten Dehnung von Wärme durchflutet wird – und das, obwohl ich keinen Sport gemacht habe.

Bewegung ist ein kosmisches Prinzip. Riesige Planeten bewegen sich in ihren Umlaufbahnen erstaunlich leicht. Tiere bewegen sich in dieser Gesetzmäßigkeit völlig mühelos, und genauso ist es bei Kindern, die sich leichtfüßig bewegen, ohne darüber nachzudenken. Ihr Stoffwechsel ist noch unkonditioniert, ja, geradezu vollkommen. Eine Vollkommenheit, die aber unbewusst ist.

Wir aber, auf unserem Weg zur bewussten Vollkommenheit, schlagen uns mühsam durch das Dickicht der bewussten Unvollkommenheit. Der Weg zur gelassenen Einfachheit führt durch Stürme und Tsunamis, Schluchten und über zahllose Hindernisse.

Zurück zum Stoffwechsel, der Fähigkeit des Körpers, Stoffe in Energie zu verwandeln und möglichst nicht in

Schlacke, sprich Spannung. Für die Kontraktion benötigt der Muskel also Energie. Diese entsteht auch, wenn alles gut läuft. Im Falle von Spannung gelangt der Muskel jedoch zu früh an seine Grenzen, was wir dann mit Druck ausgleichen wollen. Druck wiederum verbraucht die Energie viel zu schnell, und wir verlieren unsere Motivation, weil wir in einen neuen Leistungsdruck kommen, der uns erschöpft und der Entspannung entgegenwirkt.

In der Anfangszeit, in der wir noch unbewusst üben, kann es schnell vorkommen, dass wir uns steif üben, weil wir das Leistungsprinzip noch nicht durchschaut haben. Das passiert vor allem denjenigen, die sehr perfekt sein wollen, damit ihre Yogapositionen, vielleicht gerade auch vor anderen Teilnehmern, gut aussehen.

Der Druck beginnt zuerst im Bewusstsein und wird dann auf Atem und Körper übertragen.

Wer so übt, nimmt sich selbst nicht genügend wahr und überspürt die bereits vorhandene Schwierigkeit. Das gute Gefühl hingegen ist richtungsweisend und zeigt uns, wo unsere Grenzen sind – und diese sind oft erschreckend nah!

Kontraktion, ein Wunder in sich, geht also federleicht und unbeschwert. Das Gleiche gilt für den Prozess der Dehnung. Der Muskel wird durch den Einfluss unserer Wahrnehmung, Zuwendung und Hingabe in seine Kraft, also seine Kontraktion entspannt, er wird aber auch in seine Dehnung entspannt. Das, was der Körper bereit ist zu geben, möchte ich auch nehmen und zulassen. Diese Vorgänge geschehen wie von selbst, völlig unkonditioniert. Nun bewegen wir uns schon eher in der Gesetzmäßigkeit der natürlichen Leichtigkeit, die wiederum voller Kraft steckt.

Das Prinzip der Leichtigkeit gilt für jede Körperübung und verlangt die volle Aufmerksamkeit des Beobachters, das Loslassen im Atemzentrum und das Zulassen der Schwerkraft.

Der Beobachter

Der Beobachter, auch Drittes Auge oder Stirnchakra genannt, ist frei von Meinungen, Vorstellungen und Wünschen. Er nimmt Vorgänge in uns wahr, ohne Einmischung des unruhigen, wertenden Geistes. Denn dieser schafft es, das Betrachtete so zu sehen oder zu definieren, dass es dem Ego in einem positiven Licht erscheint. Das aber führt weder zu einer erlösenden Erkenntnis noch zu einem Wandel.

Zunächst einmal ist es schwer zu verstehen, wer dieser Beobachter eigentlich ist. Wir beobachten doch unablässig Einzelheiten in unserer Umgebung: das Auto, das viel zu schnell fährt, den teuren Schmuck unseres Gegenübers im ICE oder den mürrischen Gesichtsausdruck der Dame an der Supermarktkasse.

Schnell stellen wir dabei eine wertende Beziehung zwischen uns und dem Objekt der Beobachtung her. Da stört uns etwas, da lehnen wir etwas ab, da finden wir etwas toll, da wollen wir etwas unbedingt haben. Und wenn wir einmal nicht beobachten, dann gehen uns vergangene Erlebnisse durch den Kopf, Befürchtungen oder Pläne für die Zukunft. Das alles geht auf das Konto des unruhigen bzw. ichbezogenen Geistes! Und dieser erreicht oft nur eine bedingte Form von Befreiung.

Der Beobachter, also der ruhige, ungestörte Geist, hat geradezu unbegrenzte Möglichkeiten, Einfluss auf unruhige Bewegungen in unserem Bewusstsein zu nehmen. Er hat aber nur dann eine Chance, wenn er sich in seiner Unterscheidungskraft durchsetzen kann. Er unterscheidet zum Beispiel zahllose Tricks des Egos und weitere Formen von Täuschungen. Zunächst beginnt eine bewusste Auseinandersetzung zwischen dem unruhigen und dem ruhigen Geist.

Der ruhige, konzentrierte Geist hat die Fähigkeit, sich über längere Zeit dem zu widmen, was für unser Wohlbefinden wichtig ist: zum Beispiel tiefem Ein- und Ausatmen oder einen Gedanken zu durchdenken, bis er uns nicht mehr zu schaffen macht und wir ihn loslassen können. Oder eine Emotion zu durchfühlen, bis sie sich auflöst. Der ruhige Geist schafft Ordnung in unserem Inneren.

**Unsere Lebensenergie liebt eine
solche Form von Zuwendung!**

Die Achtsamkeit ist eine Vorstufe des Beobachters. Ich führe beispielsweise eine Seitbeuge durch – wie fühlt sie sich für mich an? Um das zu erfahren, muss ich meinen Körper, meine Muskeln und Gelenke, in jedem Moment der Bewegung bewusst begleiten. Um die Bewegung nicht mechanisch werden zu lassen, muss ich wirklich dabeibleiben. Mechanisch heißt, dass ich vielleicht zu schnell übe, die Schwerkraft nicht zulasse oder zu viel Druck anwende. Nur mit Achtsamkeit kann Bewegung sicher zum Energiegewinn führen.

Das Atemzentrum

Unser Atemzentrum bildet sich, wenn das Zwerchfell, unser Atemmuskel, völlig entspannt ist. Erst in so einem Zustand hat das Zwerchfell die Möglichkeit, sich in seiner Ein- und Ausatembewegung frei zu entfalten. Damit sind gleich mehrere wichtige Energievorgänge in unserem Körper verbunden.

Einer dieser Vorgänge führt direkt zu einer erhöhten Sauerstoffaufnahme in der Lunge. Die osmotische Funktion zwischen Lunge und Blut verbessert sich, und folglich gelangt ausreichend Sauerstoff in das Blut, das wiederum motiviert ist, in Bewegung zu kommen. Unmittelbar beruhigt sich die Herzfrequenz. Denn mit einem Sauerstoffdefizit müsste das Herz schneller schlagen, um der Versorgung gerecht zu werden.

Das Herz selbst profitiert durch den Sauerstoffgewinn und beruhigt sich in eine vitale, gleichmäßige Frequenz. Das Einatmen allein reicht jedoch nicht. Die Natur hat es so eingerichtet, dass nach einem effizienten Einatemzug auch das Ausatmen an Qualität gewinnt. Damit kann das CO_2 ausreichend abgegeben werden. Zu viel CO_2 im Gewebe führt zu Spannungen, und so entstehen Müdigkeit, Kopfschmerzen, Motivationslosigkeit usw.

Ich atme gehaltvoll ein, und unmittelbar verbessert sich mein Ausatmen.

Einen weiteren wichtigen Einfluss übt das Atemzentrum auf das direkt unter dem Zwerchfell angelegte Nervengeflecht aus, den Solarplexus (Sonnengeflecht). Hier vereinen sich der Sympathikus, der für die Leistungsbereitschaft zuständig ist, und der Parasympathikus, der wieder für den entsprechenden Ausgleich sorgt. Dieses Nervenzentrum verdient mit Recht unsere gesammelte Aufmerksamkeit. Dort bildet sich das uns allen bekannte Bauchgefühl, das uns nicht nur hilft, richtige Entscheidungen zu treffen, sondern uns zusätzlich Informationen über unseren Energiezustand vermittelt.

Fühlen wir uns beispielsweise verbraucht, so besteht die Möglichkeit, mit gezielten ruhigen Atemzügen nicht nur mehr Sauerstoff zu gewinnen, sondern gleichzeitig den Solarplexus zu aktivieren. Dadurch wird zum einen das Bauchgefühl verbessert und die Verbrennung von Nahrung in Energie in unseren Bauchorganen gefördert.

Ein dritter, ebenso wichtiger Vorgang ist das Öffnen des Atemraums. Der Atemraum durchdringt den materiellen Körper und versorgt ihn mit der Nervenkraft, die im Solarplexus entsteht. In unseren yogischen Bemühungen nutzen wir diese Durchlässigkeit. Darin besteht unter anderem der Unterschied zwischen Yoga und mechanischen Übungen, wie z. B. Gymnastik.

Mit dem folgenden Beispiel möchte ich den Energiegewinn verdeutlichen: Wenn ich zum Beispiel einen Berg hochsteige, erhöht sich mein Sauerstoffbedarf, weil die Muskeln mehr Energie brauchen. Unwillkürlich fängt mein Herz schneller an zu schlagen, die Atemfrequenz beschleunigt sich, und so gelangt mehr Sauerstoff in mein Blut, das die Muskeln ausreichend versorgt. Es entsteht Energie, aber durch die Anstrengung wird sie gleich wieder verbraucht.

Anders ist es, wenn ich im Ruhezustand tief atme. Auch dann gelangt mehr Sauerstoff in meinen Organismus, wird aber in diesem Fall nicht für eine Anstrengung verbraucht. So eine Bemühung führt zu einem reinen Energiegewinn. Es gibt also hier nichts mehr zu leisten, sondern nur etwas zu gewinnen.

Die Schwerkraft

Wir haben die Möglichkeit, unser Atemzentrum mehr und mehr zuzulassen. Das erfordert eine hohe Form von Wahrnehmung. Schließlich lassen wir Spannungen los, die sich über lange Zeit angesammelt haben und die sich selbst in gewohnten Entspannungsübungen nicht ohne Weiteres lösen, weil der Beobachter sie noch nicht entdeckt hat.

Gelingt es uns, tiefer sitzende Spannungen loszulassen, so bildet sich mit der Zeit das unkonditionierte Atemtempo. Der Atem kommt und geht ohne den Einfluss von Druck, Eile oder Vernachlässigung. Diese Gelassenheit überträgt sich sowohl auf unsere Nerven als auch auf den Sauerstoffgewinn und den verbesserten Ausatem. Schaffen wir es also, in unser Atemzentrum zu kommen (zentrieren), so entsteht nicht nur das rechte Atemtempo, sondern auch die ebenso wirksame Schwerkraft.

Wir unterscheiden materielle und spirituelle Schwerkraft. Die materielle Schwerkraft ist uns allen gegeben – ob wir verspannt sind oder entspannt, die Personenwaage zeigt so oder so das gleiche Ergebnis.

Anders verhält es sich bei der spirituellen Schwerkraft. Innerlich kann – für uns spürbar, äußerlich aber nicht messbar – sehr viel Belastung abgegeben werden. Dabei handelt es sich um körperliche Blockaden, emotionale und geistig-seelische Spannungen.

Beim Abgeben dieser Lasten hat man das Gefühl, man könne sich immer mehr vom Boden tragen lassen. Indem ich mich immer weniger selbst tragen muss, habe ich zwar immer noch dasselbe Körpergewicht, doch es wandelt sich in Leichtigkeit. Es ist unwahrscheinlich, körperlich verspannt zu sein, während das Zwerchfell entspannt ist.

Spannungen im Zwerchfell (Atemzentrum) übertragen sich auf den gesamten Organismus und wirken der spirituellen Schwerkraft entgegen. Das bedeutet: Wir atmen, bewegen, denken und fühlen uns nicht frei.

Wenn die befreiende Lebensenergie in uns nur latent bleibt, sind wir wie ein Baum ohne ausreichende Verwurzelung – ein Zustand, der auf Dauer unerträglich wird. In jüngeren Jahren, wenn dem Menschen noch genügend jugendliches Energiepotenzial zur Verfügung steht, lebt man aus diesen Reserven. Doch ungefähr ab einem Lebensalter von etwa 33 verlassen uns die Reserven. Bis zu diesem Zeitpunkt, der sich oft sehr pünktlich einstellt, lebt der Mensch aus gegebenen Energien, wie das Küken im Ei.

Wenn wir erwachsen sind, wissen wir, dass wir nach dem Ende unserer Ausbildung selbst das Geld für unseren Lebensunterhalt verdienen müssen. Gar nicht so klar ist uns meistens, dass wir irgendwann genauso selbstverantwortlich für das nötige Wohlbefinden sorgen müssen, das aus der inneren Lebensenergie entsteht. Spätestens ab dem Zeitpunkt, zu dem die mitgegebenen Energien zur Neige gehen, müssen wir uns selbst darum kümmern. Das zu begreifen, ist für uns oft mit bitteren Erfahrungen verbunden.

So besteht unsere Entwicklung im Prinzip darin, dass wir uns immer mehr von äußeren Energiequellen abnabeln und im Gegenzug mehr Selbstständigkeit im Aktivieren innerer Lebensenergie gewinnen. Da der Mensch aber noch nicht viel darüber gelernt hat, fällt ihm das Abnabeln schwer. So kann es leicht passieren, dass er von äußeren Energien abhängig wird, Süchten verfällt und gleichzeitig andere verantwortlich macht für sein eigenes Unwohlsein.

Während die gegebene Energie der jungen Jahre simpel und erschöpflich ist, hat die neue, selbst bewirkte Energie einen ganz anderen Charakter und höchsten Wert.

Innere Quellen sind unermesslich und versiegen nicht, und wer aus diesen Quellen schöpfen kann, verfügt über spirituelle Intelligenz

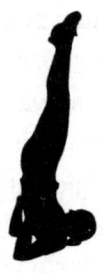

Yoga schützt vor Ego nicht

Das Ego, das immer so viel will, ist ein Energieverbraucher. Das Ego steht für das, was wir gerne wären oder was wir glauben zu sein. Da der Mensch verständlicherweise Schwierigkeiten hat, seiner eigenen Verletzlichkeit ins Auge zu sehen, seinen vielen Ängsten und seinem oft vergeblichen Bemühen im Leben, nimmt er gerne Zuflucht zu einem idealeren Bild seiner selbst.

Das Ego bietet einen scheinbaren Schutz vor der Welt, aber es hat seinen Preis: Das, was hinter dem Ego liegt, nehmen wir nicht genügend wahr, und wir halten das Ego für unser wahres Ich. Es kostet viel Energie, diese Ego-Fassade aufrechtzuerhalten! Und solange uns das Ego als solches nicht bewusst ist, wir uns aber vollkommen mit ihm identifizieren, hat es große Macht über uns.

Ein großes Thema ist das Ego im Zen. Hier wird das Ego als Stier mit Hörnern dargestellt. Dieser Stier ist uns zunächst einmal völlig unbewusst, wir kennen das Ego, das in uns ist, gar nicht. Und trotzdem zieht es im Hintergrund die Fäden wie ein Puppenspieler und beeinflusst in hohem Maß unser Handeln. Begeben wir uns deshalb auf den Weg, diesen so wichtigen Störenfried anzuschauen.

Im Zen will man das Ego bezwingen, und irgendwann sieht man den Stier tatsächlich – doch der verschwindet immer wieder. Schließlich aber kommt man ihm ganz nah, und das bedeutet, dass man beginnt, das Wesen des eigenen Egos allmählich zu durchschauen. Nun versuche ich, den Stier festzuhalten, damit er nicht immer wieder im Unterbewusstsein verschwindet. Ich will das Ego besiegen! Und so packe ich den Stier bei den Hörnern und drücke ihn zu Boden, bis ich mich auf ihn setzen kann.

Das Entscheidende ist: Nicht mehr der Stier hat den Menschen, sondern der Mensch hat den Stier im Griff.

Das Ziel ist es also, den Stier zu reiten, damit sich das Machtverhältnis umkehrt. Das ist nicht leicht, denn das Unterbewusstsein ist mächtig und entzieht sich unserem Zugriff. Es sich bewusst zu machen, heißt, es zu sehen, Kontakt aufzunehmen und entsprechend zu handeln.

Im Zen wird die Auseinandersetzung als Kampf dargestellt. Meine Art ist es eher, liebevoll mit dem Ego umzugehen, statt es zu bezwingen. Wir schauen es an und wollen Bescheid wissen. Beim Anschauen kommen Bilder, Gefühle und Emotionen. Dabei könnte mir zum Beispiel klar werden, dass ich mit meinem Verhalten ein Gefühl der Wertlosigkeit kompensieren muss. Oder mir geht auf, dass ich Grenzen überschritten und jemanden verletzt habe. Vielleicht erkenne ich auch, dass ich nicht lieben kann, weil ich zu ichbezogen bin.

Das ideale Ende der Auseinandersetzung wäre, dass der Mensch sich mit seinem Ego vereint. Aus der Sicht des Zen bedeutet diese Vereinigung die Auflösung des Ego. Sinnbildlich steigen Mensch und Stier zusammen auf in den Himmel. Irgendwann taucht der Mensch wieder auf, aber den Stier gibt es nicht mehr. Das bedeutet, dass der Mensch bei seinem inneren Selbst angekommen ist. Er ist frei von den Zwängen der Vergangenheit und der ichbezogenen Struktur. Solche erleuchteten Menschen verfügen über eine enorme Ausstrahlung.

Beim Yoga wird das Ego dargestellt als ein Mensch, der sich in der Haltung des Yoga Mudra befindet, das heißt in der Fersensitz-Vorbeuge. Nun stellt der Gott Shiva einen Fuß auf den Rücken dieses Menschen. Diese Geste ist eine bekannte Darstellung in Indien und bedeutet, dass das Ego besiegt wurde.

Nun stammen Begriffe wie »besiegen« oder »bezwingen« aus der Sprache des Kampfes und passen nicht mehr recht in unsere Zeit. Heute würden wir den Vorgang in andere Worte fassen:

Wir kommen in Einklang mit unseren inneren Vorgängen.

Die Emotionen und alle unruhigen Bewegungen im Geiste sollten zumindest so weit zur Ruhe gekommen sein, dass der spirituelle Geist (Beobachter) fähig wird, auf alle inneren Vorgänge körperlicher, geistiger, seelischer und emotionaler Art zu schauen und sie zuzulassen.

Der Beobachter oder Urgeist ist frei von karmischen Belastungen, ist also unkonditioniert und hat die Fähigkeit, keinen Zwang mehr auszuüben und nichts mehr zu verurteilen oder zu verdrängen. Die oft über Generationen hinweg entstandenen karmischen Belastungen spüren die Gutmütigkeit des Beobachters und trauen sich langsam aus ihren verborgenen Tiefen an die Oberfläche bzw. vor das innere Auge des Beobachters.

Nun können wir immer mehr das ganze Ausmaß, die ganze Komplexität der Zusammenhänge erkennen. Gelingt es uns, in Kontakt mit diesen inneren psychischen Bewegungen zu bleiben, so entsteht nach und nach ein Einklang, nämlich genau zwischen Beobachter und dem, was beobachtet oder auch empfunden werden kann.

Da nun auch das Verdrängte eine Energieform ist, wandelt sich die ichbezogene, in Spannung gehaltene Ego-Struktur zu einer fließenden, befreienden Lebensenergie, die den Körper von Beschwerden befreit und deutlich die Nerven kräftigt. Der Wandel vollzieht sich auf längere Sicht in unterschiedlich starken Auswirkungen. Unserem wahren inneren Selbst kommen wir damit in kleinen oder großen Schritten näher.

Immer, wenn wir so sein können, wie wir sind, frei von Zwangszuständen, muss sich kein Ego darstellen.

Fehlt uns jedoch diese innere Gelassenheit, so täuschen wir sie vor, und das Ego baut sich auf. Wird dann niemals im Leben ein Wandel vollzogen, so verstärkt sich das Ego-Dasein zu einem unwahren Panzer.

Der Panzer entsteht, weil wir versuchen, etwas festzuhalten, was nicht wirklich zu uns gehört. Das können Eigenschaften sein, die wir uns sozusagen von außen anheften, weil wir gerne so sein wollen oder meinen, so sein zu müssen. Oder wir fühlen uns verpflichtet, besondere Erwartungen zu erfüllen, entweder eigene oder von außen vorgegebene.

Ein solcher Panzer verursacht große Spannungen im Körper. Diese verbrauchen viel Energie, die uns dann anderweitig nicht zur Verfügung steht. Mit der Zeit wirken sich die starken Spannungen auch negativ auf unsere Gesundheit aus.

Eine Teilnehmerin berichtet:
Ich habe einige Jahre verzweifelt um Anerkennung in einem Job gekämpft, in dem ich ausgebeutet wurde und mich manchmal fühlte wie in einem Roman von Kafka. Dabei stand ich täglich unter dem Druck, Höchstleistungen abliefern zu müssen. Mein Ego aber wollte den Erfolg unbedingt. Je verbissener ich kämpfte, desto stärker wurden meine inneren Spannungen. Erst nach einem Burn-out-Syndrom habe ich begriffen, dass weder dieser Job noch die Art der Tätigkeit zu mir passten.

Unser wahres inneres Selbst gibt also nicht auf, sich befreien zu wollen, auch wenn es noch so tief verdrängt worden ist. Erst durch Leidensprozesse wie Krankheit und Schicksalsschläge werden wir mit Macht in unser wahres Dasein zurückgeworfen.

Obwohl wir das Leid nicht willkommen geheißen haben, stellen wir in der Rückschau fest, dass es sich positiv auf unsere Entwicklung ausgewirkt hat. Und letztendlich sind wir dankbar für diese Befreiung.

Wünschenswert ist es, den befreiten Zustand fortzusetzen. Wie Patanjali sagt: »Das noch bevorstehende Leid muss nicht kommen.« Doch das geht nur mit Glück. Um aber nicht vielleicht vergeblich auf das Glück zu warten, nehme ich mein Schicksal lieber selbst in die Hand. Und dazu wäre es erforderlich, dass ich in Kontakt mit meiner Lebensenergie bleibe.

In uns lebt also das Ego und das sogenannte innere Selbst oder wahre innere Selbst. Halten wir stark an unserem Ego fest, so bleibt unsere Lebensenergie reduziert und latent, also schlummernd.

Wie aber soll ich jetzt herausfinden, was Ego und was inneres Selbst ist oder wie es sich anfühlt? Tatsache ist, dass sich beides in unserem Körper ausdrückt. Und deshalb beginnen wir zunächst mit dem Körper zu üben, um zu spüren, wie er sich in den verschiedenen Positionen anfühlt. Eine Unbeweglichkeit in bestimmten Bereichen meines Körpers zum Beispiel oder eine chronische Verspannung sagen sehr viel über mich aus.

Auf diese Weise fange ich an, bewussten Kontakt mit meiner Seinsstruktur aufzunehmen, ein erster Schritt, um dem Ego und dem inneren Selbst auf die Spur zu kommen. Entscheidend ist, dass wir dies nicht vom Zufall abhängig machen. Es stärkt unser Selbstvertrauen, wenn wir aktiv und bewusst so einen Wandel herbeiführen können.

Wer bin ich wirklich?

Ein Egoist liebt etwas an und in sich, was er sein möchte, aber nicht ist. Eine Möglichkeit, aus der Ego-Falle herauszukommen, ist es zu lernen, sich selbst anzunehmen.

In unserer Yogapraxis finden viele unterschiedliche Energieprozesse statt. Im Laufe der Jahrzehnte machen wir uns diese immer bewusster. Jede Erfahrung, jede kleinste Erleuchtung oder Befreiung ist von größtem Wert – jede kleinste, aber auch jede größere, positive wie negative. Sie sind die Nahrung für unser geistig-seelisches Wachstum. Und mit jeder Übungsreihe, die wir praktizieren, lernen wir uns selbst etwas besser kennen.

Die Selbsterkenntnis ist die Voraussetzung dafür, dass wir uns annehmen können, genau so, wie wir sind.

Der Beobachter in uns ist ohne Vorurteil, hat grenzenlos Zeit und strahlt die höchste Form von Hingabe und Zuwendung aus. Genau hier unterscheidet sich Wissen von Bewusstsein. Derjenige in uns, der meint zu wissen, kann das Gewusste so lange manipulieren, bis es dem Ego zusagt. Das Ego sucht so lange in seinen zur Verfügung stehenden Gedanken, bis eine akzeptable Sicht seiner selbst hervortritt.

Das Bewusstsein oder der Beobachter durchschaut diesen Selbsttäuschungsmechanismus, nimmt den Schleier des Gewussten weg und offenbart die Klarheit des Bewussten. Hier sollten wir so genau wie möglich hinschauen, nicht nur auf das, was das Ego uns als positiv darstellt, sondern auch auf das Negative. Es tut uns gut, das anzusehen, was nicht guttut. Alle negativen psychischen Bewegungen in uns können wir betrachten und erspüren.

Während das Ego oft zwischen Tränen und Freude schwankt, setzt der Beobachter mit Gleichmut seine Betrachtung fort. Die Gefühlsschwankungen legen sich, und langsam kommen wir mit uns selbst in Einklang. Dabei kann der Beobachter Überraschendes entdecken, wie z. B. ein bisher unverwirklichtes Talent, das nun nicht länger unterdrückt werden will. Es entsteht eine große Befreiung, und in diesem Moment verändert sich unsere innere Chemie in Richtung Energie.

Belastende Emotionen können wir dann am besten betrachten, wenn wir sie tatsächlich gerade erleben.

Das ist eine wichtige Erfahrung! Selbst wenn ich jahrelang meditiert habe und mit mir in Einklang gekommen bin, ist es möglich, dass wesentliche emotionale Zustände nicht spürbar genug an die Oberfläche gelangen konnten. Und so bleibt etwas in mir unerfüllt.

Beispiel Einsamkeit: Werde ich von Freund oder Partner verlassen, so erfahre ich nicht nur einen Verlust, sondern gleichzeitig die Gelegenheit, die Verlassenheit in mir zu konfrontieren. So lerne ich etwas über diese Betroffenheit und was sie mit mir macht. Wieder einmal komme ich meiner inneren Kraftquelle näher. Das fühlt sich gut an, und dadurch erkenne ich, dass ich richtig vorgegangen bin. Auf diese Weise kann sich Einsamkeit in Wohlbefinden umwandeln, und statt Traurigkeit strahle ich nun Freude aus.

Nutzen wir die Gelegenheiten, dem reichen Spektrum unserer Gefühle, ob Freude oder Leid, zu begegnen und sie alle anzuschauen – durch die Präsenz des Beobachters, dem es immer besser gelingt, in seinem Wohlbefinden zu bleiben.

Sich selbst anzunehmen, sich selbst zu lieben, das klingt zunächst einmal selbstverständlich. Schließlich ist die Welt bevölkert von Menschen, die sich selbst im Übermaß zu lieben scheinen, nur um sich kreisen, auf Kosten ihrer Umgebung, von der sie ständige Aufmerksamkeit und Zuwendung fordern.

Aber was ist das für eine Liebe? Diese Menschen lieben vor allem ihr Ego, das Image, das sie sich aufgebaut haben. Und ihre Forderungen sind vor allem der Ausdruck eines Mangels an Eigenliebe. Was sie selbst nicht haben, brauchen sie von anderen.

Es kann ein großer und mutiger Schritt sein, wenn wir anfangen, nach innen zu schauen und unsere Wahrnehmung zu schärfen für das, was da vorhanden ist. Denn damit sehen wir weit über die Fassade hinaus, die wir uns aufgebaut haben, für uns selbst und für andere. Und all das, was wir vorfinden, will liebevoll angenommen werden, ohne Urteil und Bewertung. Und das gilt insbesondere für unsere

Schattenseiten, die Eigenschaften, die wir überhaupt nicht an uns mögen!

Wir müssen kein besserer Mensch werden, um zu beginnen.

Auf der anderen Seite geht es aber auch darum, unseren Lichtseiten nicht noch mehr Bedeutung zuzumessen (Ichbezogenheit), sondern das Licht auf die Schattenseiten auszurichten. So können wir uns unabhängig machen von der Droge der Selbstsucht.

Ein Süchtiger ist abhängig von Drogen. Ein Selbstsüchtiger ist abhängig von ichbezogenen Eigenschaften. Beide Formen von Abhängigkeit beeinträchtigen das freie Sein und reduzieren auf längere Sicht die Lebensenergie.

Die Selbstannahme ist unerlässlich auf dem Weg der Selbstlosigkeit. Nur das, was wir haben und nicht mehr brauchen, können wir auch loslassen, damit Wandlungen möglich werden.

Es ist sinnvoll, die eigene Seinsform zu durchschauen, zu begreifen und anzunehmen.

Wenn es mir zum Beispiel gelingt, durch Übungen in einen tiefen Entspannungszustand zu kommen, so habe ich mir auch eine gewisse Selbstannahme bewiesen. Denn in eine tiefe Entspannung kann ich nur gelangen, wenn ich mich von keinem Hindernis mehr ablenken lasse. Daraus entsteht ein Energiezustand, in dem ich geben kann. Erst einmal mir selbst (Aufmerksamkeit, Zuwendung, Atem, Schwerkraft) – und dann, aus der Energie, die daraus hervorgeht, auch anderen, ohne meine Energie dabei zu verbrauchen.

Kritisch wird es, wenn man gibt, um Anerkennung zu bekommen, aber nicht ausreichend Energie in sich hat. Dieses Verhalten ist weit verbreitet, und wir überprüfen sehr genau: Sind wir vielleicht selbst so?

Unsere Yogaübungen führen uns zur Selbstannahme – wir lernen, uns selbst zu lieben. Wenn wir das können, sind wir auch in der Lage, Liebe zu geben. Sich selbst lieben können heißt frei zu sein, und erst dann kann ich den Zustand der inneren Freiheit auf andere übertragen. Es hat keinen Zweck, sich vorzunehmen, ein besserer Mensch zu sein, während gleichzeitig meine Schattenseiten in mir verborgen bleiben.

Es ist also ein großer Unterschied, ob wir Liebe geben können oder Liebe von jemandem brauchen. Wenn wir auf die Welt kommen, benötigen wir Geborgenheit, Zuwendung und die Liebe der Eltern. Noch leichter ist es im Mutterleib – da ist für alles gesorgt.

Mit dem Durchtrennen der Nabelschnur beginnt die erste Selbstständigkeit: selbst atmen, schlucken, sich bemerkbar machen, auf eigene Bedürfnisse hinweisen. Gleichzeitig wird alles für unser Wohlbefinden getan. An diese Zuwendung sind wir sehr gewöhnt! Und die Sehnsucht danach, ob bewusst oder unbewusst, begleitet viele von uns ein Leben lang.

Später verlassen wir die Kindheit, dann unser Elternhaus. Diese Abnabelungsprozesse führen uns zu immer mehr Eigenverantwortlichkeit. Dabei haben wir nicht nur für Geld und Unterkunft zu sorgen, sondern auch noch ganz andere Lernprozesse zu bewältigen. Dazu gehören die Selbstannahme, das Selbstwertgefühl und die Fähigkeit, Zuwendung zu geben, erst uns selbst, dann anderen. Wenn wir diese Prozesse erfolgreich durchlaufen, führen sie uns zur ganzheitlichen Gesundung, d.h. eine körperlich-geistig-seelische Gesundheit. Fehlt einer dieser drei Aspekte, so entsteht Unausgewogenheit bis hin zur Erkrankung. Viele Menschen verfügen zwar über körperliche Stärke, doch gleichzeitig nervliche Schwäche und umgekehrt. Wir sollten versuchen, uns selbst immer wieder wahrzunehmen, uns selbst zu erkennen und uns auszugleichen. Erst dann verstehen wir auch unsere Nächsten.

Menschen sprechen oft zu viel über sich selbst und belasten sich und ihre Gesprächspartner. Ihr Gesprächsfluss lässt kaum eine Unterbrechung zu, und der andere wird in die Rolle des passiven Zuhörers gedrängt. Menschen mit einer so ichbezogenen Verhaltenweise können keine Liebe geben. Auch beobachten Menschen gerne die anderen statt sich selbst – was ja auch viel leichter ist! Was steckt wohl hinter dem beliebten Bespitzeln der Nachbarschaft? Vermutlich nicht viel Gutes. Der mit sich und der Welt unzufriedene Nachbar schaut aus dem Fenster und hat alles im Blick – außer sich selbst. Geht es dem anderen gut, reagiert er mit Hass und Neid. Der Nachbar hat ein neues Auto? Das gönnt er ihm so lange nicht, wie er sich selbst keines leisten kann. Geht es dem anderen aber schlecht, freut sich der unzufriedene Nachbar. Das tut seinem mangelnden Selbstwertgefühl gut.

Solange wir dieses Verhalten, das ja schon einer Verhaltensstörung gleichkommt, nicht in uns erkennen und ihm entgegenwirken, führt es zu starkem Leid bis hin zur Hyperkonditionierung, einem negativen Energiezustand, der sich dann immer mehr verselbstständigt.

Mit der eigenverantwortlichen Selbstwahrnehmung, die wir uns im Yoga erüben, bleibt kaum Zeit, mit dem Fernglas hinter der Gardine zu stehen. Das Anschauen der psychischen Vorgänge in unserem Inneren fordert unsere volle Aufmerksamkeit. Spürt das Wesen in uns die Zuwendung, die wir ihm geben, so verändert sich der seelische Zustand in Richtung Gesundheit. Spürt unser Mitmensch die Aufmerksamkeit, die wir ihm schenken, so beginnt auch er, sich langsam zu entspannen und in einen höheren Energiezustand zu kommen.

Freiheit ist dort, wo die eigene Lebensenergie unseren Organismus mit all seinen Nerven versorgt. Eine Lebensenergie, die eigenverantwortlich wirkt, ohne anderen Menschen Energie abzuziehen, wie von selbst und aus inneren Quellen, die jedem von uns gegeben sind.

Es ist die spirituelle Liebe, die sich ein Leben lang aus der körperlich-materiellen Liebe entwickelt. Körperliche Liebe hat ihre Berechtigung, aber auch ihre Grenzen. Selbst wenn nichts mehr geht, versucht der unspirituelle Mensch mit allen Mitteln, die alten Verhaltensmuster, die an ihre Grenzen stoßen, auf Biegen und Brechen fortzusetzen, und das sogar unter ärztlicher Aufsicht. Der ehrlichere Weg wäre, wirklich einmal in sich hineinzuhorchen und sich selbst wahrzunehmen. Den Ist-Zustand zuzulassen und die Sprache des Körpers zu verstehen, um dadurch wiederum in neue, viel angenehmere, befreiende Zustände zu transformieren.

Wir sollten die Sprache unseres Körpers immer besser verstehen lernen. Dies ist wichtiger als jede Fremdsprachenkenntnis.

Unsere Körpersprache zu verstehen ist schwierig, aber eine der sinnvollsten Fähigkeiten. Zu empfinden, zu spüren und danach zu handeln, bedeutet, der eigenen Lebensenergie ausreichend Gelegenheit zu geben, sich zu entfalten. Es kann so viel Lebensenergie entstehen, wie ich bereit bin zuzulassen. Alles andere ist ein Zufallsgeschehen, und wer ist schon gerne abhängig vom Zufall?

Dringend abgrenzen müssen wir uns von den emotionalen »Saugern«, die uns Energie rauben. Viele Menschen erkranken, ohne es zu wissen, durch den Einfluss solcher vom Zufall abhängigen Bedürftigen. Kopfschmerzen, kalte Füße, Migräne, Magenverstimmungen, Aggressionen – all das sind erste Anzeichen. Wer sie zu deuten weiß, grenzt sich ab und kann sich wieder regenerieren. Doch häufig kommt man in den Sog der Minus-Energie und leidet bis hin zu stärkeren Symptomen wie z.B. Depressionen, Fresssucht und deren Folgen.

Mit dem Entstehen der spirituellen Liebe, die sich aus der selbst bewirkten Lebensenergie entfaltet, können wir geben, ohne nehmen und erwarten zu müssen. Im Einklang mit uns selbst fließt diese Form der Selbstlosigkeit ganz einfach in unseren Alltag ein, in unsere Gespräche und Begegnungen. So ein Verhalten wirkt heilend auf uns und unsere Umwelt. Es tut gut, solchen Menschen zu begegnen, die, statt Energie von anderen zu saugen, ihnen Zuwendung und Energie geben können.

Diejenigen, die wissen, wie wertvoll und aufwendig selbst gewonnene Energie tatsächlich ist, sind nicht mehr bereit, sich diese so einfach abziehen zu lassen. Sie hüten ihr Potenzial und geben so viel, wie es ihnen guttut. Diese Balance müssen wir oft langsam und mühsam erlernen. Spirituell heißt hier, mehr zu sehen und zu empfinden als vorher und besser mit dem Gesehenen umgehen zu können.

In der höheren Form von Liebe haben wir gelernt, für unsere Energie selbst zu sorgen und sie uns zu erhalten.

Selbsterkenntnis und Selbstliebe machen den Weg frei zu einer viel umfassenderen Liebe, als wir sie sonst kennen. Sie überschreitet die Grenzen unserer Familie und unseres Freundeskreises und erweitert sich zu einem Gefühl von Zärtlichkeit für alles, was lebt: angefangen von der Blume im Feld, dem Grashüpfer in der Wiese bis zum unbekannten Menschen auf der Straße. Dann können wir das Leid eines anderen Lebewesens mitfühlen und haben den Wunsch, es zu verhindern. Wir empfinden nicht mehr das Trennende, sondern das Gemeinsame, das uns alle verbindet.

Menschen, denen diese Weltsicht zu eigen ist, haben nicht mehr den Drang zu verletzen, zu zerstören oder Kriege zu führen.

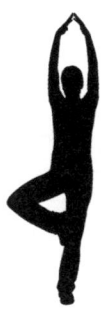

Wege zur Lebensenergie

Der Weg ist das Ziel – oder?

Jeder von uns geht seinen Weg in der Welt der materiellen Erscheinungen. Ob bewusst oder unbewusst, ab der Geburt dürfen wir unseren Weg beschreiten. Oder werden wir gezwungen? Ist es Freude? Vielleicht Leid? Jedenfalls haben wir keine andere Wahl, als unser eigenes Leben zu leben, und das, obwohl wir augenscheinlich keinen Einfluss nehmen konnten auf unsere genetische Ausstattung, unser Karma, unsere Familie und die Umgebung, in die wir hineingeboren wurden.

In dem Moment, in dem wir beschließen, das Leben so bewusst wie möglich zu gestalten, mit all seinen vielfältigen Facetten, wird unser Dasein zur einmaligen Chance. Man lässt das Leben nicht nur so einfach an sich vorbeiziehen, vielmehr versuchen wir, das Beste aus allem zu machen. So entsteht ein ganz individueller Weg, und dieser wird dann auch zum Ziel.

Es ist scheinbar leichter, so zu leben wie alle anderen in meiner Umgebung. Wenn ich mich an der Mehrheit orientiere und nur so denke und handle, wie es von der Mehrheit akzeptiert wird, werde ich wenig Probleme mit anderen haben. Aber ist das wirklich mein Leben? Um allerdings ganz individuelle Schritte gehen zu können, brauche ich viel Mut und Vertrauen. Dann stoße ich nicht nur an meine Grenzen, sondern auch an die der anderen.

Seinen eigenen Weg gehen setzt Willenskraft, Wahrnehmung und Intuition voraus.

Wir beobachten und erspüren, in welche Richtung uns unser Inneres lenkt und folgen ihr unbeirrt. Wenigen gelingt dies mit Leichtigkeit, denn der Weg hat keine Hinweisschilder. Wir müssen jeden unserer Schritte aufmerksam ausprobieren. Manchmal helfen Rituale, wie z. B. Yogaübungen oder Meditationen, damit wir auf unserem oft schwierigen Weg vorankommen – voran in Richtung Selbstverwirklichung. Hiermit ist kein »Ego-Trip« gemeint, sondern vielmehr ein Seinszustand, in dem ein Mensch er selbst ist, frei sein kann und das Gefühl hat, es auch zu bleiben. Die Chakralehre nennt diesen Zustand das reine Sein.

Während meiner Übungen entsteht immer wieder dieses Gefühl des Freiseins. Doch es hält nicht so lange an, und es bedarf weiterer Übungen, um es wieder zu erreichen. Diese Entwicklung ist vergleichbar mit einem kleinen Baum, den ich so lange gieße, bis er selbstständig weiterwachsen kann. Die fortgesetzten Wiederholungen, die ich jedes Mal neu erfahre, ob angenehm oder unangenehm, bilden essenzielle Grundlagen auf dem Weg.

Aus esoterischer Sicht endet der Weg nie, auch nicht mit dem Tod. Danach werden wir schließlich wiedergeboren oder gehen in andere Existenz- oder Energieformen über. Aus dieser Perspektive kann der Weg nur das Ziel sein. Selbst die sogenannte Erleuchtung stellt nur einen Übergang zu weiteren Seinsformen dar.

Es ist sinnvoll, seinen eigenen Weg zu gehen. Ohne ihn brauchen wir zu viel Zeit, um zu begreifen, dass Bewusstheit in unserem Leben uns das bringt, wonach wir suchen. Bevor wir das verstanden haben, müssen wir schon wieder sterben, und das ist traurig. Das Sterben ist immer dann besonders traurig, wenn etwas nicht gelebt werden konnte, was doch hätte verwirklicht werden sollen. Dharma! Dieser Begriff aus dem Sanskrit bezeichnet in diesem Zusammenhang unsere persönliche Lebensaufgabe. Viele Fragen und Unsicherheiten lassen sich schneller bewältigen, wenn wir unseren Weg täglich ganz bewusst gehen. Wir werden zu unserem eigenen Proband – denn wer sollte es sonst sein?

Wir müssen auch nicht den Weg anderer gehen, ganz im Gegenteil, denn es gibt keine zwei Lebenswege, die sich völlig gleichen, keinen Weg, der für mehr als einen Menschen der richtige ist. Der Unternehmer zum Beispiel, der von seinem Sohn erwartet, dass er in seine Fußstapfen tritt, gibt ihm eine große Bürde zu tragen, ebenso der Professor, der einen ähnlichen akademischen Werdegang von seinen Kindern erwartet. Kein Mensch ist die Kopie eines anderen!

Eine Teilnehmerin berichtet:
Von frühester Kindheit an wurde von mir erwartet, dass ich mich ähnlich verhalte und entwickle wie meine ältere Schwester, in meinen Interessen, Aktivitäten und meinem Bildungsweg. Und das, obwohl wir zwei völlig unterschiedliche Persönlichkeiten waren und sind. Auf mich selbst zu hören, meiner Intuition zu folgen und meinen eigenen Weg zu finden, das hat mir leider niemand beigebracht. So habe ich Wege beschritten und Zielen nachgejagt, die nicht wirklich meine eigenen waren.

Wir müssen also bei uns selbst bleiben. Durch unsere täglichen Bemühungen werden wir finden, was uns weiterhilft, und das tut den Nerven, dem Stoffwechsel und der Ausstrahlung gut. Kleine Schritte auf dem Weg bringen uns manchmal Kilometer voran, und vielleicht finden wir dort wieder wichtige Erkenntnisse, wie z. B., dass der schönste Urlaubsort durchaus in uns selbst sein kann und dass wir uns gut fühlen können unabhängig davon, wo wir uns momentan befinden. Sollte dieser Ort gerade unser Wohnzimmer sein, könnten wir dieses zu unserem Kloster erklären, und statt an weit entfernte Meditationsstätten zu reisen, lassen wir uns in vertrautester Umgebung fallen.

Klosteraufenthalte sind etwas Besonderes. Doch was ist, wenn wir zurück nach Hause kommen? Dort wartet der Acker, der umgegraben werden möchte. Das Kloster kann wichtige Impulse geben, Distanz zum Nachdenken schaffen, aber die eigentliche Arbeit wartet zu Hause auf uns. Nicht allein, um unsere Wände neu zu sehen, auch um uns selbst in einer nie da gewesenen Gelassenheit und inneren Freude zu begegnen. Oder zu erkennen, dass der Pilgerpfad unser Lebensweg ist – eine tief greifende, Nerven entlastende Erkenntnis.

Dann können wir einfach nur da sein, Ausschau halten und die Dinge so lassen, wie sie sind, und sie genießen. Die Sonne anschauen, nachts den Mond und die Gestirne, deren Bewegungen und Ausstrahlung, die wir in jeder Sekunde empfangen können. Dann schauen, wie dies in uns wirkt. Den Geräuschen der Natur lauschen oder, im Hinblick auf die Menschen, eben einfach das Leben zulassen, wie es ist, in seinen Gesetzen und Aktionen. Witterungen spüren, Raum wahrnehmen, Entfernungen ahnen, den Raum in nächster Umgebung, einen fernen Ort erspüren, ohne den Zwang, ihn bereisen zu müssen, hier bleiben, wo wir sind, die Unendlichkeit zulassen, die sowohl außen als auch in uns selbst präsent ist, und auch die Endlichkeit zulassen – ein emotionales Abenteuer, das allein mithilfe unseres unabgelenkten Beobachters möglich ist. Die Endlichkeit kreiert die Unendlichkeit.

Hier bietet sich ein Pfad, den wir pilgern können. Alles Materielle wird spirituell. Das ist eine große Transformation. Der schönste Urlaubsort in uns bietet spirituellen Luxus in Fülle. So ein Weg lohnt sich, und er sollte unter anderem das Ziel sein.

Wenn es uns gelingt, uns auf eine solche Wahrnehmung einzulassen, dann kann es passieren, dass sich uns ein Wunder offenbart: das Wunder, die Schönheit in all dem zu sehen, was ist. Einen Frieden zu spüren, der über allen Widrigkeiten steht, und im Einklang mit allem zu sein.

Auch wenn so ein Zustand nicht andauert, ist es doch im wahrsten Sinne des Wortes wunderbar, ihn zumindest zeitweise einmal zu erleben. Man kann dieses Gefühl in der Natur erfahren, aber auch mitten in der Betriebsamkeit von Menschen.

Eine Teilnehmerin berichtet:
Ich fuhr nach Köln, um mich dort mit einigen Leuten zu treffen, darunter eine Freundin, die mir sehr nahesteht. Das Treffen war schön, aber danach stieg ich auch gern wieder in den Zug, um nach Hause zu fahren. Und zwar deshalb, weil ich nach jeder Geselligkeit wieder Zeit zum Alleinsein brauche.

Auf dieser Heimfahrt spürte ich einen ganz intensiven Frieden, der durch nichts zu erschüttern war, nicht durch laute und lebhafte Menschen, Zugverspätung oder den Krach und das Gedränge auf den Bahnsteigen. Alles, was da war, durfte sein. Ich war mittendrin und gleichzeitig ganz bewusst bei mir selbst. Ich weiß nicht, wodurch dieses Erlebnis ausgelöst wurde. Dieser Frieden war ein grundloser, einer, der nicht vernünftig zu erklären war. Ohne Kirchgänger oder bibelfest zu sein, verstehe ich seitdem, was diese Worte bedeuten: der Friede Gottes, der höher ist als alle Vernunft. Einen solchen Frieden können wir in unserem ganz gewöhnlichen Alltag erfahren.

Intensiver Frieden, wie ihn diese Teilnehmerin im Zug von Köln nach Hause erfahren durfte, ist ein Zustand, in dem Körper, Seele und Geist in Einklang gekommen sind. Der Körper hat weder Spannungen noch Blockaden, die Seele strahlt ihre feinstoffliche Schwingung aus, und der Geist ist vor allem frei vom Zwang des Denkens. Der Urgeist (Beobachter) hält Ausschau ohne jede Störung. In diesem Moment war die Teilnehmerin in der totalen Gelassenheit und konnte ihr Umfeld so lassen, wie es war.

Durch unsere yogischen Bemühungen haben wir die Chance, so einen glückseligen Zustand bewusst zu machen. Im Sanskrit wird er »Ananda« genannt. Im Kindesalter haben wir dies oft erlebt, doch nicht bewusst wahrgenommen. Ereignet sich Ananda in späteren Jahren, rein zufällig, können wir schon eher darüber reflektieren. Leider sind diese Ananda-Zustände aber relativ kurz. Ihre Vergänglichkeit lässt den tiefen Wunsch in uns aufkommen, sie wieder und wieder zu erfahren, und dies möglichst bald und nicht erst nach einigen Jahren.

Dabei jedoch werden Ungeduld und zu starkes Wünschen zum Hindernis. Man könnte den Fehler begehen, verstärkt zu üben oder in der Meditation auf die Erleuchtung zu warten – und würde sich auf diese Weise von den inneren Quellen entfernen, statt sie zuzulassen. Aber auch das gehört mit zum Weg und zu unserem Lernprozess. Ein guter Anlass, den Weg als Ziel zu nehmen, nicht zu warten, sondern zu starten. Sich vom Zufall unabhängig machen.

Fortgeschritten sein ermöglicht es uns, hier und jetzt in Einklang mit uns selbst zu kommen, durch die Aktivierung unserer inneren Energiequellen, die uns ein Leben lang zur Verfügung stehen

Zum Zeitpunkt des Ananda-Zustands, den diese Teilnehmerin im Zug erlebt hat, stand sie in ihrer Yogapraxis noch am Anfang. Daraus können wir schließen, dass nicht unbedingt jahrelanges Üben erforderlich ist, um Glückseligkeit zu erreichen. Allerdings entsteht durch bewusste Bemühungen eine Durchlässigkeit in uns, durch die eine Wiederholung wahrscheinlicher wird.

Auch wird uns immer klarer, wie oft wir in der Unglückseligkeit gelebt haben. Schließlich verfügen wir jetzt über einen Vergleich, der uns vorher gefehlt hat. Wir sind nicht mehr länger ohne Weiteres bereit, Dinge zu tun, die dem Einssein entgegenwirken, und beginnen, uns nun wirklich abzugrenzen.

Wir öffnen die Grenzen, indem wir uns abgrenzen von dem, was nicht mehr zu uns gehört.

Anfangs erfahren wir Ananda oft rein zufällig. Wollen wir uns aber vom Zufall unabhängig machen, müssen wir lernen, Ananda bewusst in uns hervorzubringen. Haben wir uns mit solchen inneren Glückszuständen, auf längere Zeit gesehen, vertraut gemacht, beginnt Ananda, sich zu verselbstständigen, und erlangt die Qualität in Richtung Samadhi, dem bewussten Einklang eines Menschen mit sich selbst.

Erwarten wir keine Engel, die vom Himmel zu uns herabschweben, oder fliegende Teppiche, die uns in das Land unserer Sehnsucht bringen. Wenn wir nach außergewöhnlichen Ereignissen Ausschau halten, besteht die Gefahr, dass wir die kleinen Erfolge, die unserer Seele guttun, überspüren. Die Wunder und Wandlungen auf unserem ganz persönlichen Weg vollziehen sich im Stillen, ohne Rummel und Getöse. Sehen wir immer mehr unseren Energiefluss – oder auch, wie wenig davon vorhanden ist! Erst dann können wir ihn immer mehr in unsere Körper-, Geistes- und Seelentiefen einziehen lassen. So wie das Wasser den Weg in die Tiefen am besten kennt, sich dort reinigen lässt und wieder zur Quelle wird, so kennt auch unsere Lebensenergie den Weg in unsere Tiefen am besten. Und auch dort findet eine grundlegende Reinigung statt, sodass auch wir uns wieder als spru-delnde Quelle erfahren können.

Haben wir also das Vertrauen, uns wieder und wieder in Samadhi zu vertiefen? Und uns dabei von nichts beirren zu lassen? So wird Samadhi, der bewusste Einklang mit uns selbst, zu einem vertrauten Zustand. Wir können von drei Stufen sprechen: der zufälligen Erfahrung, dem bewuss-ten Hervorbringen und dem Vertrautsein mit dem Zustand. Diese Einteilung dient nur dem Überblick und dem besseren Verständnis. In Wirklichkeit besteht die Entwicklung aus ei-nem Verlauf, der mit gewaltigen Höhen und Tiefen verbun-den ist. So wie der Gipfel des Himalaya für den Bergsteiger zu einer großen Herausforderung wird, so wird Samadhi zur Herausforderung jener, die sich nach innerer Glückseligkeit sehnen. Ist der Gipfel der Glückseligkeit erreicht, liegt uns die innere und äußere Welt zu Füßen.

Unsere Mitte: Zentrieren und Exzentrieren

Als exzentrisch werden oft Menschen bezeichnet, die in ihrem Verhalten oder ihren Gewohnheiten von der Norm abweichen. Im Wortsinn aber bedeutet exzentrisch: außerhalb des Mittelpunkts liegen. Auch die Redewendung, dass jemand »außer sich« gerät, deutet darauf hin, dass derjenige sein Zentrum verlässt. Und genau um dieses Zentrum, diese Mitte, geht es hier. Das Bewusstsein dafür zu schärfen, wann wir aus unserer Mitte geraten und wie wir dorthin zurückkehren können.

Ein Zentrum ist der Ort für Lebendigkeit. Der Bahnhof einer Stadt. Die Kirche im Dorf. Im Zentrum liegt die größte Kraft. Hundert Punkte im Schwarzen einer Zielscheibe. Oder der beeindruckende Ton, wenn es gelingt, den Gong genau im Zentrum zu treffen. Und so liegt für uns die größte Kraft in unserem Atemzentrum, das allerdings ohne das Dritte Auge unserer Wahrnehmungszentrale schnell auf Abwege kommt.

Unser Atemzentrum gleicht einem Magnetkern. Durch seine Aktivierung schaffen wir uns ein Magnetfeld bzw. eine Aura. Die Aura ist unsere Schutzhülle, sie strahlt unseren Ist-Zustand aus. Dabei kommt es auf die richtige Schwingung an. Ist unser Körper vital, so strahlt er dies aus. Ist der Körper schwach und mit einem mangelnden Selbstwertgefühl ausgestattet, so strahlt er auch das aus. Eine solche Person wird vielleicht eine Machtposition anstreben, ein großes Auto fahren wollen oder sich eine Waffe zulegen, um auch das Gefühl von Stärke zu haben. Wenn aber die Aura stark ist, so trifft das auch auf den Kern zu. Ein Mensch mit einer starken Aura muss keine Gewalt anwenden.

Viele Menschen sind in starkem Maße aus ihrer Mitte geraten. Ihre Aura ist schwach, sie leben gefährlich und stellen potenziell selbst eine Gefahr dar. Wenn wir aber in unserer Mitte sind, verfügen wir über eine gute Lebensenergie. Diese Energie allerdings ist äußerst sensibel und unterliegt deshalb ständigen Schwankungen.

Wir müssen lernen, wahrzunehmen und genau zu unterscheiden, wie und worauf Lebensenergie reagiert.

Im Yoga spricht man dabei von Viveka, der Unterscheidungskraft, die uns mehr Klarheit bringt. Zum einen steht unserem Körper Lebensenergie zur Verfügung, solange er lebt. Das klingt zunächst einmal banal. Da sich jedoch die meisten Menschen ihrer Energie nicht bewusst sind, nutzen sie diese auch nicht in dem vollen Ausmaß, das möglich wäre. Sie hoffen und beten und wünschen sich gute Gesundheit. Gleichzeitig exzentrieren sie immer wieder und gewohnheitsmäßig ihre Lebenskraft.

Das geschieht etwa, indem wir zu spät ins Bett gehen, den Körper mit zu viel Nahrung belasten (oder beides gleichzeitig tun), ihn zu stark trainieren oder uns mit Vorstellungen plagen, die völlig überflüssig sind. Damit verbrauchen wir mehr Energie, als wir gewinnen. Die Anzahl der schädlichen Gewohnheiten, die viele von uns täglich pflegen, ist fatal!

Exzentrieren bedeutet im übertragenen Sinne: mehr Geld ausgeben, als auf dem Konto ist. Der weltweite Schuldenberg spiegelt geradezu diesen Zustand. Und auch die gegenwärtige Lage der Umwelt zeigt, dass etwas immer mehr aus der Balance gerät. Natürlich ist es einfacher, Geld auszugeben, als es zu verdienen. Auch unsere Nahrung ist leichter geschluckt als verarbeitet und wieder ausgeschieden. All das sind gutbürgerliche Verhaltensweisen, anerkannt und in unserer Kultur verankert. Wir dürfen mehr verbrauchen, als vorhanden ist. Für den entstehenden Mangelzustand werden sogar öffentliche Institutionen eingerichtet, ja, sogar Gesetze erlassen, damit alles so bleiben kann, wie es ist. Wenn ich krank werde und mich von einem Arzt behandeln lasse, dann ist die Tätigkeit des Arztes eine wirtschaftliche Aktivität, die sich positiv auf das Bruttoinlandsprodukt auswirkt. Der Vermeidung der Krankheit einen Wert zuzumessen, ist in diesem System nicht vorgesehen.

Ein Bewusstsein für ganzheitliche Gesundheit, mit deren Hilfe wir uns wieder zentrieren, unsere Schulden abtragen und ins Gegenteil kommen, also zu einem Energieüberschuss – so ein Bewusstsein liegt vielen fern. Obwohl sicher die meisten Menschen schon von Energieübungen gehört haben und ein Teil sie auch praktiziert, lehnt die große Mehrheit diese Praxis ab. Yoga und Meditation gelten bei uns oft noch als esoterisch oder exotisch, und man macht sich darüber lustig – wie der Mensch eben schnell dazu neigt, das zu belächeln, was er nicht versteht oder was ihm unbequem sein könnte.

Eine Teilnehmerin berichtet:
Als ich vor einigen Jahren mit Yoga anfing, betrachtete mein Mann meine neue Aktivität eher belustigt. Ich merkte, dass er sich damit von dieser Sache, zu der er selbst keinen Zugang hatte, distanzieren wollte. Und eine meiner Freundinnen meinte sogar, Yoga sei etwas für »Hausfrauen mit Esoterikspleen«.

Um Yoga oder einen anderen Bewusstwerdungsweg zu leben, bedarf es einer inneren Reife.

Lebensgrundlagen, z. B. Beruf, finanzielle Sicherheit, sollten geschaffen worden sein, damit der Geist ruhig genug sein kann, um seine Energie, die er tagsüber verbraucht hat, am Abend wieder aufzufüllen, bzw. zu zentrieren. Ein unruhiger Geist ist dazu nicht in der Lage, er versucht allenfalls, den Adrenalinüberschuss, der in ihm steckt, noch zu erhöhen, etwa durch extreme Sportarten, um wenigstens dadurch eine kleine Erschöpfung – Entschuldigung, ich meinte Entspannung! – zu erreichen.

Um zu zentrieren, müsste unser Urgeist, der Beobachter, es schaffen, durch Körper- und Atemübungen die Lebensenergie zu bewegen, in Fluss zu bringen, um so unseren Zellkernen zu einer verstärkten Ausstrahlung zu verhelfen. Einfach ausgedrückt: die Speicher zu füllen.

Ein Jogging-Lauf leistet auch gute Dienste, doch wird dabei lediglich der Kreislauf aktiviert. Das ist zwar eine gute Grundlage, doch fehlen jetzt noch die Tiefen, in die wir mit Yoga und Meditation gelangen können.

Zu den Tiefen kann jeder Bereich des Körpers zählen, der von der Energie nur mühsam zu erreichen ist. Die Schwierigkeit stellt sich jedoch bei jedem Menschen anders dar. Bei dem einen ist vielleicht der Energiefluss im Kreuzbeinbereich beeinträchtigt, beim anderen sind die Nieren oder Nerven unterversorgt. Solche energieschwachen Bereiche sind vor allem durch behutsames Üben und tiefe Entspannung zu erreichen.

Individuelle Tiefen kann man auch als karmische Tiefen bezeichnen.

Im Hatha-Yoga gelangen wir auf körperlichem Weg zu unserer Energie. Das müssen wir gut einüben, um dabei nicht ins Gegenteil zu gelangen, d. h. Spannungen aufbauen, statt Entspannung zu erreichen. Muskeln möchten sich dehnen, nicht spannen. Und sie möchten kontrahieren, nicht in Druck kommen. Körperbewegungen leben durch ihre Leichtigkeit, nicht durch Zwang. Üben wir in dieser Art und Weise, bewegt sich auch das Blut, das einfach nur fließen will. Eine sinnvolle Vorbereitung in Richtung Zentrierung.

Doch nun folgt ein weiterer Schritt, ein enorm wirksamer Beitrag, durch den die Lebensenergie in Tiefen geführt wird, wo sie lange nicht war, aber dringend gebraucht wird. Nun zeigt sich, wie viel Präsenz und Durchsetzungsvermögen dem spirituellen Geist tatsächlich zur Verfügung steht.

Unser Beobachter richtet seine ungestörte Aufmerksamkeit in das Atemzentrum, das total entspannte Zwerchfell. Dort liegt die größte Atemkraft mit einer starken Ausstrahlung. Wir müssen völlig loslassen, denn die Atemkraft entsteht aus ihrer Selbstständigkeit. Sie öffnet einen entsprechenden Atemraum, der den komplexen Körper energetisiert. Es entsteht ein einzigartiges Gefühl von Befreiung, das mir zeigt, dass ich es richtig mache. Dies ist das Werk des Beobachters, der lediglich den Entspannungszustand zulässt und die wirksamen Prozesse wie von selbst fortsetzt. All das ist Nahrung für unsere ersehnte unkonditionierte Lebensenergie, die sich allmählich in Bewegung setzt.

Dieser Vorgang ist so ergreifend und spannend, dass kein anderes Thema in Form eines Gedankens oder einer Emotion interessanter sein könnte. Es hängt von unserer Bereitschaft oder auch Nervenkraft ab, wie lange der Vorgang fortgesetzt werden kann, denn der Beobachter ist anfangs schnell erschöpft. Selbst Fortgeschrittene gelangen dabei noch an ihre Grenzen. Zunächst bewegt sich die Energie arteriell bis in die Füße und steigt dann venös in den Beinen auf. Nie hat eine wohligere Durchblutung der Füße stattgefunden. Das ist durch keinen Jogging-Lauf zu erreichen. Je nach Reinheitszustand des Körpers durchdringt die Energie den Rücken bis hoch in die Schultern, und im besten Fall wird auch der Kopf erreicht. Was nun entsteht, übersteigt jede Vorstellung von Wohlbefinden, und wir sind bei Samadhi angelangt, dem bewussten Einklang mit uns selbst.

Das, was wir in unseren Süchten suchen, haben wir auf diese Weise ohne Droge und aus unseren eigenen Quellen verwirklicht. Wenn wir das einmal erlebt haben, werden wir nicht mehr bereit sein, auf eine niedrigere Stufe zurückzufallen. Wir erkennen den unvergleichlichen Wert dieses vertrauten Urzustands. An den Schatz, den wir damit gefunden haben, können wir uns nun leichter erinnern und ihn daher immer wieder finden.

Wir werden weiterhin immer wieder in die Exzentrierung zurückfallen, aber unsere Sehnsucht nach der Mitte kennt nun ihr Ziel. Unter diesem Aspekt werden alle zukünftigen Auseinandersetzungen mit uns selbst stattfinden. Denn wer erst einmal in den Genuss der Zentrierung gekommen ist, möchte sich nicht mehr herausbringen lassen und wird sich, mit gutem Recht, auf Dauer besser abgrenzen.

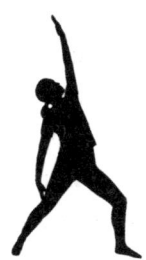

Der innere Raum

Genau wie im Außen gibt es auch in unserem Inneren einen Raum. Dieser innere Raum ist spirituell. Er ist zunächst nicht sichtbar, kann aber durch die Ausstrahlung, die ein Mensch gewinnt, sichtbar werden, etwa in seiner Gestik, Mimik oder seiner Haltung. Diese Ausstrahlung ist die Repräsentation des inneren Raums. Doch auch dann, wenn wir ihn nicht sehen können, ist er in den meisten Fällen spürbar, und ebenso wie der äußere Raum ist er für unser Wohlbefinden von größter Bedeutung.

Wir Menschen sind ein Leben lang so sehr an den äußeren Raum gewöhnt, dass er uns nicht wirklich bewusst ist. Er ist uns völlig selbstverständlich. Eine Kraft im Kosmos sorgt ständig für den Erhalt dieses äußeren Raums und sogar für seine Erweiterung. Ohne Raum kann Materie sich nicht entfalten. Raum ist pure Energie, die aus einer Quelle entspringt. Das Konzept der kosmischen Gesetze ist gleich dem in uns.

Der innere Raum wird, wie der äußere, kontinuierlich mit Energie versorgt, durch den Atem und zum Glück auch unbewusst. Aber das reicht nicht selten nur zum Überleben. Wir möchten aber mehr als das und nicht nur einen Motor, der im Standgas läuft. Der Motor soll das Fahrzeug bewegen und beschleunigen; im übertragenen Sinne bedeutet dies, dass wir uns weiterentwickeln. Hier beginnt unser Bewusstwerdungsprozess. Das Ziel ist es, den Raum zu öffnen.

Raum ist Atem.

In einer Situation, die uns bedrängt, sagen wir oft: erstmal tief Luft holen. Oder: dreimal tief durchatmen. Diese Redewendungen sind uns geläufig, und sie haben ihren Sinn. Das bewusste Atmen schafft Raum und Distanz, wir werden ruhiger, und dann gelingt es uns besser, mit der Situation umzugehen.

Schon als Kind ist es mir gelungen, mich durch bewusstes Atmen in den tiefen Schlaf zu bringen. Das ruhige Atmen hat mir gutgetan. Und daran habe ich mich immer wieder erinnert. Und im Yoga habe ich die Asanas mit dem Atem verbunden, um den gesamten Körper-Raum zu erreichen. Jede Zelle ist ein kleiner Raum, alle Zellen des Körpers bilden dann den umfassenden Raum.

> **Eine Teilnehmerin berichtet:**
> Es hilft mir immer sehr, mir meinen inneren Raum vorzustellen. Sobald diese Vorstellung vor meinem inneren Auge erscheint, beginne ich ruhiger zu atmen und werde insgesamt ruhiger. Mein innerer Raum ist nur von mir selbst erfüllt, von meinem inneren Selbst. Alles, was mich bedrängen könnte, die Forderungen anderer Menschen, schlechte Erinnerungen, jede Art von Druck, all das muss außen vor bleiben.

Jeder von uns kann seinen Atemraum spüren. Mit jedem Einatmen entsteht Raum, mit jedem Ausatmen verschwindet er wieder. Oft dauert es Jahrzehnte, bis wir die beeindruckende Gesetzmäßigkeit des Atems entdecken. Dann aber machen wir immer mehr Gebrauch von ihm.

Der Energiegewinn, der durch den Atem entsteht, ist für unser ganzheitliches Wohlbefinden von unschätzbarem Wert. Durch das Atmen versorgen wir unseren Organismus mit Sauerstoff – und doch passiert dabei weit mehr! Sauerstoff ist für uns zwar überlebensnotwenig, aber nicht ausreichend für unser bedingungsloses Wohlbefinden. Sauerstoff ist nicht Atem, und darum geht es.

Atem ist viel mehr als Sauerstoff.

Atem ist feinstofflich, und ich setze ihn mit dem gleich, was die Wissenschaftler Dunkelmaterie nennen, deshalb, weil er den kosmischen Raum füllt, jedoch unsichtbar ist und ohne Widerstand. Atem ist der spirituellen, Sauerstoff der materiellen Ebene zuzuordnen. Da nun der Atem eine Art kosmische Grundnahrung ist und Raum und Materie durchdringt, gilt folgendes Prinzip: Durch den Atem werden unsere Körper über die Sauerstoffversorgung hinaus so sehr belebt, dass es zu einer ganz besonderen, unkonditionierten Lebensenergie kommt. In dieser Energie ist der Sauerstoff ausreichend für uns enthalten.

Auch zahlreiche andere Funktionen unseres Körpers werden so angenehm belebt, dass man von einem Urzustand sprechen kann, in den wir zurückversetzt werden. Kosmisches Urvertrauen stellt sich ein. Der schönste Urlaubsort bildet sich in uns. Da möchte man bleiben, und eigentlich kann sich der Beobachter, der wir selbst sind, erst jetzt in seine Tiefen fallen lassen. Nun hat sich der Prozess des Loslassens in uns verselbstständigt.

Um es noch einmal ganz deutlich zu machen: Nach sportlicher Betätigung haben wir zwar reichlich Sauerstoff gewonnen, aber noch nicht den inneren Raum erreicht.

Es ist viel Geduld und Übung erforderlich, solche Energiezustände zu verwirklichen. Das Geheimnis der Zufriedenheit liegt unter anderem darin, dass wir unsere Sättigung im grobstofflichen Bereich erspüren und einsehen, dass weiteres Ansammeln von Materie, in diesem Fall Sauerstoff, nur noch Unzufriedenheit bringt. Was wir nun brauchen, ist ein Ausgleich auf feinstofflicher Ebene, und den können wir mit entsprechenden Atemübungen Schritt für Schritt erreichen. Wenn sich dadurch unser Geist entspannt, hört fürs Erste die Suche auf. Doch aus unserem Karma erscheinen neue Themen und Motive, die auch noch bewältigt werden wollen, nämlich genau jene Themen, die sonst nur in unseren Träumen vorkommen und bisher scheinbar unerreichbar für uns waren, zumindest auf der bloßen materiellen Ebene.

Dies verhält sich, was unsere Bemühungen angeht, ähnlich wie der Start einer Rakete: Nach dem aufwendigen Abheben fällt eine Stufe nach der anderen ab, bis der Satellit seine Umlaufbahn erreicht und in die Schwerelosigkeit gelangt. Die Verbindung zwischen Basis und Satellit bleibt natürlich bestehen. In unserem Fall ist die Basis der Geist und der Satellit der Körper.

Und so hat der Beobachter es vollbracht, seine Energie zu verselbstständigen, was zur Öffnung des inneren Raums führt, und ist nun von dieser Aufgabe entlastet. Er bleibt jedoch ständig in Kontakt mit seinem kreativen Werk. Es ereignen sich erstaunlich wohltuende Prozesse, die wir selbst nicht in der Lage sind auszuführen.

Die Energie führt unseren Körper in seinen Urzustand zurück, und unsere Selbstheilungskräfte wirken auf allen Ebenen: in Körper, Emotionen, Geist und Seele. Schließlich hat Gott nicht den Menschen geschaffen, damit dieser noch eine Apotheke erfinden muss, um gesund zu sein.

Jetzt wird deutlich: Alle unsere yogischen Bemühungen bewegen unsere unkonditionierte Lebensenergie. Diese aber befindet sich oft so sehr im Gegenteil, dass sie sich wie der Start einer Rakete nur mit größtem Aufwand und äußerst schwerfällig in Bewegung versetzen lässt. Doch genau jetzt geschieht der erstaunliche Ausgleich, den ich statt zu trainieren immer nur zulassen kann: Alles geschieht wie von selbst, und genau darin liegt die größte Entlastung.

Das alles ist für uns eine enorme Befreiung. Es entstehen Energien, die unser Selbstwertgefühl auf das Höchste anheben und uns gleichzeitig in eine tiefe Demut führen. Und das, was da in uns entsteht, strahlen wir auch aus. Der Atem ist eine kosmische Urschwingung mit unvorstellbarer Informationsfülle, die materialisieren und das Geschaffene erhalten kann.

Soweit der Idealfall. Doch obwohl wir uns womöglich schon längere Zeit auf dem Weg befinden und nach Zufriedenheit suchen, zum Teil auch schon gefunden haben, landen wir immer wieder im Gegenteil. Ein Bandscheibenvorfall zum Beispiel nimmt uns allen Raum. Es wird eng, wir spüren Druck und Schmerz. Ähnlich verhält es sich mit Depressionen oder Arthrose – alles keine wünschenswerten Erscheinungen, doch sie sprechen eine deutliche Sprache.

Ich kann aber lernen zu verstehen, was mir die Symptome sagen wollen. Was also ist in meinem Leben eng geworden, was setzt mich unter Druck? Nach dem einfachsten Prinzip des Atems wirke ich der Enge entgegen, indem ich mithilfe meiner inneren Energiequellen den fehlenden Raum wieder öffne. Das alles ist ein Wunder in sich. Aber letztlich nur deshalb, weil es für uns noch so unbekannt ist. Die äußere Natur ist sehr viel mehr vertraut mit diesen Gesetzen. Wie oft haben wir schon Tiere wegen ihrer erstaunlichen Energie und Regenerationsfähigkeit bewundert und vielleicht beneidet.

Dem Kleinkind ist der volle innere Raum gegeben, doch nur als Startkapital. Diese unbewusste Vollkommenheit entgleitet ihm mit dem Heranwachsen. Unser innerer Raum wird zunehmend enger, einmal durch den Erwartungs- und Anpassungsdruck von außen, aber auch, weil die Entwicklung von spiritueller Intelligenz nicht auf unserem Lehrplan steht. Das heißt, wir lernen nicht, uns selbst die Zuwendung zu geben, die wir brauchen, um uns den inneren Raum zu erhalten. Und wenn dieser Vorgang auch für jeden von uns einen anderen Verlauf nimmt, so ist die Tendenz doch für alle ähnlich. Erst die entstehende Enge, Unwohlsein oder auch Druck bringen uns auf die Suche.

Vom Umgang mit Gedanken und Gefühlen

Wer wirklich Yoga übt und seinen Weg tatsächlich geht mit allen Konsequenzen, sollte wissen, dass eine Transformation sowohl auf körperlicher und intellektueller als auch auf emotionaler Ebene stattfinden wird.

Wir haben einen physischen Körper bestehend aus Knochen, Muskeln und Organen. Diesen materiellen Körper können wir sehen und anfassen (begreifen). Das ist auch der Grund, warum Körper in unserer Gesellschaft so im Vordergrund stehen und warum sie für vieles verantwortlich gemacht werden. Der grobstoffliche Körper lebt jedoch in hohem Maße aus der Feinstofflichkeit, die in ihm ist.

Das Feine formt das Grobe, oder das Unsichtbare schafft Sichtbares. Der materiell denkende Mensch glaubt nur das, was er sehen und anfassen kann. Um die schöpferischen Quellen bemüht er sich nicht.

Gefühle und Gedanken gehören zu den feinstofflichen Körpern, das heißt zum Emotional-Körper, zum Mental-Körper und zu dessen Bestandteil, dem intellektuellen Körper. Die Seele, der spirituelle Körper, geht noch über das Gefühl hinaus. Sie ist hochsensibel und reagiert haarscharf. Ihre feinen Empfindungen lassen sich mit den groben Kategorien des Intellekts oft gar nicht fassen.

Die Seele ist immer wahrhaftig.

Sie ist wegweisend und überträgt die Wirklichkeit auf unseren gesamten Organismus, unbeeindruckt von den Aktionen unseres Intellekts, der diese Wirkung nicht wahrnimmt oder wahrhaben will und gerne abwehrt: »Das berührt mich nicht.« Um sich zu schützen, schicken viele Menschen ihren Intellekt vor.

Ein Intellekt aber, der ständig auf Hochtouren läuft, beansprucht viel Energie für sich. Sie steht dann anderweitig nicht zur Verfügung, und auch für die Wahrnehmung körperlicher und seelischer Vorgänge bleibt nicht genug Raum.

Yoga ist ein Weg der Wahrhaftigkeit. Er hilft uns, unsere tatsächliche Situation zu erkennen. Unseren Weg gehen bedeutet Transformation und Wandel. Ein Übungsprogramm ist auch immer ein bewusster kleiner Wandel, viele Programme über einen längeren Zeitraum ermöglichen einen größeren Wandel.

Im Hatha-Yoga ist die Transformation des Körpers das Ziel.

Das bedeutet frei sein von Spannungen, Verspannungen und Blockaden wie z. B. Arthrose. Es bedeutet auch, unabhängig von äußerer Motivation zu werden. Dann werde ich mein eigener Meister und brauche niemanden mehr, der mir die nächsten Schritte diktiert oder mich antreibt. Um dies alles zu erreichen, müssen wir aufstehen und anfangen und uns von nichts mehr beirren lassen.

So gelingt es uns immer öfter, in eine tiefe Entspannung bzw. in einen höheren Energiezustand zu kommen. Muskeln und Nerven gleichen sich aus. Es ist spannend zu beobachten, wie der unruhige Geist mit seiner Gedankenfülle uns immer weniger daran hindert, das, worauf es ankommt, fortzusetzen. Der spirituelle Geist hingegen erlangt mit seiner Durchsetzungskraft immer mehr Präsenz und Leichtigkeit, was wiederum den unruhigen Intellekt ausgleicht und ihn von falschen Vorstellungen und Wünschen befreit: eine kleine Transformation.

Doch die starke Prägung durch unsere gesamte Vergangenheit bis zu unseren Urahnen wird sich schon bald erneut präsentieren, und der konditionierte Geist taucht wieder auf. Er stellt sich über den Urgeist (Beobachter) und hält sein angesammeltes Wissen, das nicht mit Weisheit zu verwechseln ist, für das allein richtige. In unseren Übungen wird sein Wesen sehr deutlich, denn er sorgt ständig für Ablenkung. Immer wieder fällt ihm etwas Besseres ein, und er verdrängt das, was der Urgeist schon lange weiß.

Wie schwierig es ist, den konditionierten Geist zur Ruhe zu bringen, können wir ausprobieren, wenn wir uns vornehmen, auch nur fünfzehn Minuten lang eine Kerzenflamme anzuschauen. Dem Beobachter fällt es nicht leicht, präsent zu bleiben. Immer wieder überschattet der unruhige Geist den Urgeist, und so mischen sich Themen ein, die nichts mit der Kerze zu tun haben, das heißt, wir denken an etwas völlig anderes.

Oder wir fangen an, das Objekt, also die Kerze, und die Situation zu bewerten und zu beurteilen: Die Kerze flackert, dabei geht hier doch gar kein Wind. Was mache ich hier eigentlich? Komische Idee, sich vor eine Kerze zu hocken. Die

Flamme ist nicht groß genug. Ich sehe schon, der Docht ist zu kurz. Schlechte Qualität! So geht das aber nicht, das müsste man dem Hersteller wirklich mal sagen. War total überteuert, diese blöde Kerze ... All diese Gedanken rattern in kürzester Zeit durch unser Gehirn! Doch über das Wesen der Kerze haben wir dabei nicht viel erfahren.

Erst mit der Präsenz des ungestörten Beobachters gelingt es uns, im Atemzentrum zu bleiben und durch den Dschungel des unruhigen Geistes zu navigieren. Schließlich ist die Ruhe des Geistes mit all seinen Fähigkeiten das anzustrebende Ziel.

Erst im Laufe der Jahrzehnte ist eine konstante Stabilität des Beobachters möglich.

Das sind nahrhafte Früchte jener Bäume, die wir selbst gepflanzt und gepflegt haben. Je eher wir zu pflanzen beginnen, umso größer ist unsere Chance, dass wir uns davon nähren können. Ihre Vitamine und Mineralstoffe sind spiritueller Art. In den Prozessen der Transformation wandelt sich Chaos in verfügbare Energie, die nach ihrer Wandlung und Sammlung wieder durch unseren Körper fließen kann und Blockaden so wunderbar löst, wie es kein Körperprogramm besser schaffen könnte.

Wenn wir lange Zeit und immer wieder mit großer Geduld und Hingabe die unruhigen Bewegungen in unserem Bewusstsein zum Ausgleich gebracht haben, wird der Beobachter so stabil, dass er jederzeit ungestörte Betrachtungen durchführen kann. Seine Grundlage ist die Transformation des Körpers und des Intellekts. Es fällt uns jetzt wesentlich leichter, Lebensenergie zu sammeln und mit ihr in Einklang zu kommen.

In ausgeglichenen Zeiten schaffen wir es oft, die unruhigen Gedanken fast vollständig zu beruhigen. So, als würden sich die Wogen des Meeres glätten, und wir könnten ungehindert auf den Grund schauen. Das gelingt aber nicht immer. Aktuelle, dominante Themen, die für uns sehr wichtig sind – z. B. Liebeskummer, Verletzungen, Notstände, Lebensveränderungen, Einsamkeit oder zukünftige Geschehnisse – drängen sich in den Vordergrund. Und jetzt gilt es, sie anzuschauen. Keinesfalls sollten wir sie mit einem Körperprogramm wegüben.

Wenn man immer mit einem Körperprogramm übt, werden die körperlich-geistig-seelischen Zustände geglättet, und man sagt dann, das Programm habe gutgetan. Ich bekomme mehr Sauerstoff, eine Zufuhr ähnlich wie eine Mahlzeit. Ist die Mahlzeit aber verdaut, habe ich wieder Hunger. Und so verpufft auch die Wirkung der Körperübung immer wieder. Das, was uns tatsächlich bewegt, wird nie richtig betrachtet. Deswegen hat Krishnamurti gesagt: Face it! Was in diesem Zusammenhang so viel bedeutet wie: Stelle dich dem Thema, nimm Kontakt auf, statt es wegzuüben und möglicherweise zu verdrängen.

Als Kind bin ich einmal von einem Hund gebissen worden und entwickelte in der Folge eine Hundephobie. Kam ein Hund in meine Nähe, fing er prompt an zu knurren. Wenn ich weglief, sprang er hinter mir her. Der Schreck ließ mein Herz heftig klopfen. Wer Angst hat, den beißen die Hunde! In meiner Aura befand sich die Angst, und natürlich können Hunde das auch riechen.

Erst im Alter von ungefähr dreißig beschloss ich, diese Angst zu transformieren. In einer Meditation an einem angenehmen Ort schaute ich mir den Angstzustand, den ich erst einige Stunden zuvor erlebt hatte, sehr genau an. Die Begegnung mit dem Hund stand mir noch sehr lebendig vor Augen! Und obwohl ich in Sicherheit war, erinnerte ich mich mit allen Emotionen an die Situation und durchlebte alles noch einmal. Das schreckliche Knurren des Hundes und die Schwäche, die so unangenehm durch meinen Körper fuhr. Mein Herz schlug schneller, und auf meiner Haut bildete sich Angstschweiß. In meiner Erinnerung stürmte der Hund wieder auf mich zu, und der Besitzer konnte ihn nur mit Mühe an der Leine halten.

Durch den Einfluss meines Beobachters, der schon geübt war, schaffte ich es, dieser bedrohlichen Lage eine bessere Schwingung entgegenzusetzen. Das dauerte vielleicht eine gute Stunde. Die Ängste ließen nach, und stattdessen kam ein wohliges, selbstsicheres Gefühl in mir auf. Seit diesem Zeitpunkt kann ich Hunden gelassen begegnen, und nun knurren sie nicht mehr.

Diese Geschichte lässt sich leicht lesen. Alles klingt so einfach. Wir müssen nur die Dinge in uns betrachten und das, was nicht guttut, in neue, befreiende Energie umwandeln. Wer das aber tatsächlich versucht, stellt höchstwahrscheinlich fest, wie wenig Kenntnisse er hat, um so einen Prozess zu kanalisieren und zum Ziel zu führen.

Ich leite den Prozess und nicht umgekehrt er mich, denn sonst führt mich die Situation womöglich ins Gegenteil und zieht mich noch weiter herunter. Obwohl diese Gefahr besteht, lohnt es sich doch, es mit Mut und Besonnenheit immer wieder zu versuchen.

Es ist bereits ein Erfolg, mit der unerwünschten Situation in Einklang zu kommen, statt sich von ihr ganz beherrschen zu lassen. Das wäre zumindest eine Teil-Transformation. Beim nächsten oder übernächsten Mal erlebe ich vielleicht einen vollständigen Erfolg. Das ist etwas, was man deutlich spüren kann. Gleichzeitig gewinnt unsere Aura an Weite, und wir strahlen die neue Kraft aus.

Die Themen sollen mit ihrem vollen emotionalen Einfluss klar und deutlich für uns spürbar werden.

Die Seele will nicht ständig beruhigt werden wie ein Kind. Unser inneres Kind muss irgendwann das haben, was es braucht. Dann darf ich kein Körperprogramm mehr durchführen, das nur beruhigt, während der eigentliche Zustand unbeachtet bleibt.

Das gilt auch für die Körperspannung. Nach dem Üben bin ich entspannter. Aber ich habe nur den verspannten Muskel trainiert, mehr nicht. Wenn die Wirkung der Übung nachlässt, ist sofort die Spannung wieder da. Weil die Energie nicht dorthin gekommen ist, wo sie tatsächlich gebraucht wird.

Die wirkliche Situation ist nicht verschwunden. Sie ist nur ein bisschen massiert worden. Wie aber kommt die Energie an die richtige Stelle, wenn doch die Körperübungen dies nicht bewirkt haben? Wo ist die unkonditionierte Energie?

Menschen, die mit uns reden, uns vielleicht trösten, können hilfreich sein, ebenso eine Psychotherapie. Wie aber können wir unsere emotionalen Probleme aus eigener Kraft bewältigen? Aus einer Kraft heraus, die viel nachhaltiger wirkt als jede Hilfe von außen?

Jetzt ist es von Vorteil, wenn ich in guten Zeiten schon geübt habe. Dann weiß ich, wie ich die Energie in Gang bringen kann. Gut ist, schon eine Transformation des Intellekts erreicht zu haben. Das bedeutet, dass der alles wertende Intellekt sich nicht ständig einmischt. Ich kann also betrachten, ohne zu werten und ohne alles besser zu wissen. Die ungetäuschte, klare Betrachtung ist eine hohe Form von Zuwendung. Der Betrachter ist immer frei von Abwertung. Ja, tatsächlich, er kann überhaupt nicht abwerten!

Der spirituelle Geist in uns ist nicht verletzbar und auch nicht einsam.

So kann er mit dem Einfluss seiner Präsenz diese positiven Eigenschaften ausstrahlen und an Nerven und Körper vermitteln. Während die Wirkung von Trost, Diskussionen und Zurechtlegungen nicht lange anhält.

Ist es erstmal gelungen, eine Verletzung zu transformieren, entsteht in uns eine kleine, aber deutliche Erleuchtung. Ein ganz besonderes Wohlbefinden kommt auf. Verletzung wandelt sich in Selbstwert um. Verblüffend! Und zudem noch beständig. Diese Transformation wirkt deshalb so intensiv, weil hinter der Verletzung ein inneres Selbst geschlummert hat, das oft noch nicht entfaltet war, aber durch die Konfrontation die große Gelegenheit bekommen hat, aus seinem Kokon zu schlüpfen, mit seiner vollen Lebenskraft – eine kleine emotionale Transformation.

Das heißt nicht, dass es unser Ziel sein sollte, völlig unverletzlich zu sein. Das wäre auch unrealistisch, denn der Mensch ist nur wirklich Mensch, wenn er berührbar ist. Unsere Sensibilität, unser reiches Spektrum an Empfindungen sollten wir uns erhalten und ausdehnen. Angenehm oder unangenehm wird das Wahrgenommene ja erst durch unsere Bewertung. Nicht alles, was ich rieche, muss mir »stinken«, und nicht alles, was ich sehe oder höre, muss meine innere Balance gefährden.

Wenn wir in der Lage sind, unsere Empfindungen erst einmal zuzulassen, um sie dann ohne Wertung anzuschauen, ist das ein bedeutender Schritt auf unserem Übungsweg.

Und mit der Transformation unserer Verletzungen haben wir den Schlüssel für die weiteren Wandlungen, die noch kommen werden.

Eine Teilnehmerin berichtet:

Während der Yogastunden kann es passieren, dass mir auf einmal die Tränen kommen, manchmal nur ganz leicht, manchmal heftiger, und immer einhergehend mit einem Gefühl von Traurigkeit. Längere Zeit wusste ich nicht, warum das passiert. Inzwischen denke ich, dass sich starke negative Emotionen aus der Vergangenheit, die damals nicht bewältigt werden konnten, in Muskelspannungen verwandelt und auf irgendeine Weise im Muskel eingekapselt haben. Wenn sich diese Spannungen beim Yoga lösen, werden die Emotionen wieder frei. Wenn ich das spüre, versuche ich immer, weiterzuüben und trotzdem die Emotionen nicht zu verdrängen. Nach einer Weile gleicht sich mein Gefühlszustand dann wieder aus, und ich habe den Eindruck, etwas verarbeitet und bewältigt zu haben.

Energiezentren entdecken: die Chakren

Über den feinstofflichen Körper

Schon in frühester Zeit (5000 v. Chr.) fanden Menschen heraus, dass zu unserem grobstofflichen auch ein feinstofflicher Körper gehört, indem sie Übungen praktizierten und dann mit Verstand und Bewusstsein ihre Erkenntnisse zusammentrugen. Ergebnisse, die sich bestätigen ließen, wurden dokumentiert oder als Geheimlehre mündlich an auserwählte Interessierte weitervermittelt.

Ein Teil der gesammelten Werke alter Meister wurde zu den bekannten Schriften indischer Literatur, den Veden, zusammengefasst. Dabei geht es um den Ursprung menschlichen Seins und göttlicher Intelligenz. Die Veden haben einen um sechsfach größeren Umfang als die Bibel.

Yogis erforschen, was der Mensch braucht, um gesund zu sein und in einem vitalen Zustand zu leben, in dem es keine Krankheiten gibt. Ein Zustand, in dem sich sogar Fähigkeiten entfalten können, die nicht zum gewöhnlichen menschlichen Repertoire gehören. Yogis lebten und leben mit den Regeln kosmischer Gesetze im Einklang, so wie die Natur es uns lehrt. Mit ganzheitlicher Gesundheit, also der Gesundheit von Körper, Geist und Seele, kannte sich niemand umfassender aus als die alten Meister.

Heutzutage erlebt der Begriff »ganzheitliche Gesundheit« allerdings eine Inflation und wird schon benutzt, wenn es sich nur um ein Nahrungsergänzungsmittel handelt oder eine der unzähligen Massageformen, die man für eine ganzheitliche Gesundheit nicht wirklich braucht.

Manchmal werde ich gefragt, was besser sei, Yoga oder autogenes Training. Nun, ich antworte dann: Für autogenes Training gibt es ein Buch, für Yoga gibt es eine Bibliothek.

Yogis diskutieren nicht lange, sie wissen, dass die praktischen Übungen ein Erfolgsrezept sind. Wer zur Tat schreitet und mit klarem Forschergeist das umsetzt, was andere vor uns erfolgreich praktiziert haben, wird nicht nur ähnliche Erfahrungen machen, sondern zusätzlich seine ganz eigenen Erkenntnisse gewinnen.

Yoga bietet nachweislich ein Wissen aus tiefsten Wurzeln. All seine Gesetze und Zusammenhänge beruhen auf uralten und immer wieder bestätigten Erfahrungen. Man macht es sich zu leicht, wenn man einfach nur darüber liest und die Inhalte anschließend weitergibt. Denn solche Inhalte gewinnen erst dann die Qualität und Tiefe eines inneren Wissens, wenn man sie sich durch eigene, langjährige Übungen praktisch bewusst gemacht hat. Die Menschen, die wirkliches Wissen haben, können es auch effektiv an andere weitervermitteln. Unter anderem verfügen sie auch über Kenntnisse der Bewusstseinszentren, den Chakren, die in jedem von uns angelegt sind. Die Chakren gehören zum feinstofflichen Körper.

Was ist nun das Wichtige und Einzigartige an der Chakralehre, deren Theorien mit wissenschaftlichen Mitteln derzeit noch nicht erklärbar sind? Einige von uns sind von Natur aus empfindsam genug, um ihre Chakren selbst zu spüren, auch ohne Lehre. Doch den meisten Menschen ist das Thema der Bewusstseinszentren und des feinstofflichen Körpers unbekannt.

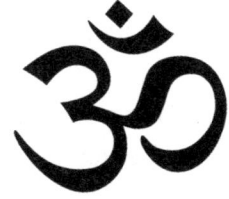

Was sind Chakren?

Chakra heißt wörtlich übersetzt: Rad, das sich dreht. Manchmal wird es auch als Blüte bezeichnet. Wie eine Sendestation kann das Chakra Schwingungen aussenden und empfangen.

Sieben bedeutsame Chakren sind entlang unserer Wirbelsäule vom obersten bis zum untersten Teil der Lebensachse angelegt. Jedes Chakra befindet sich in der Körperaura (Astralleib), etwas außerhalb unseres grobstofflichen Körpers. Die Körperaura wird gebildet durch das Wurzelchakra, das sich am untersten Teil der Wirbelsäule befindet (Steißbein). Jedes weitere Chakra lässt ebenfalls eine zusätzliche, etwas größere Aura entstehen. Das Scheitelchakra bildet die Aura mit dem größten Umfang.

Jedes dieser Lebensräder ist einer unserer unterschiedlichen Bewusstseinsebenen zugeordnet, die von dem Rad (Blüte) auch ausgestrahlt wird. Wir senden das aus, was wir sind, und empfangen das, was dem entspricht. Verändern wir uns im Bewusstsein, so strahlen wir diese Frequenz aus. Dadurch entstehen neue Chancen, das uns Entsprechende anzuziehen.

Ähnlich wie unsere Aura verhält sich das Magnetfeld der Erde. Eine Schutzhülle, die gefährliche Strahlung abweist. Zuständig für dieses Magnetfeld ist der Magnetkern des Planeten. Von dort aus entstehen gewaltige Kräfte, die unsere Erde umhüllen und schützen. Lässt der Magnetkern in seiner Ausstrahlungskraft nach, wird die Schutzhülle schwach und lässt unerwünschte Strahlung durch. Beim menschlichen Körper verhält es sich genauso. Vergleichbar mit dem Magnetkern der Erde ist das Atemzentrum in unserem Körper. Hier entspringt die größte Atemkraft. Diese brauchen wir, um einerseits den Sauerstoff in die Tiefen unseres Körpers zu bewegen, andererseits dafür den verbrauchten, giftigen Atem (CO_2) gründlich abzugeben.

Wie schon beschrieben können wir durch Beobachtung immer mehr Verbindung zu diesem Atemzentrum knüpfen und uns so zentrieren. Spannung wirkt diesem Vorgang nur entgegen.

Bei jedem Atemzug strömt Sauerstoff durch die Nase in die Lunge ein. Das Blut transportiert die Sauerstoffmoleküle bis zu jeder Zelle des grobstofflichen Körpers. Der Atem hingegen strömt durch die Nasenschleimhäute, die den Anfang der beiden Nadis (Ida und Pingala) bilden, hoch zu den Steuerungsdrüsen (Hypophyse, Thalamus) in den Kopf. Von dort aus beginnt die Versorgung des feinstofflichen Körpers.

Der Atem strömt weiter durch Ida und Pingala entlang der Wirbelsäule nach unten zum Steißbein. Von dort aus verzweigen sich unzählige Nadis bis hin zu jeder Zelle des grobstofflichen Körpers. Wenn die Botschaft des Atems in allen Körperzellen aktiviert ist, und das ist ein Energieprozess, erfolgt ein Rückfluss der Energie durch alle Nadis und sammelt sich am Wurzelzentrum. Die auch Kundalini genannte Lebensenergie belebt das zentrale Nervensystem im Spinalkanal, vom Steißbein bis nach oben in die unendlichen

Tiefen des Gehirns. Auf der feinstofflichen Ebene spricht man hier auch von dem dritten Haupt-Nadi Sushumna, durch die sich Kundalini bewegt.

Auf dem Weg nach oben zum Gehirn wird ein Chakra nach dem anderen in seine Urschwingung versetzt, die sich wiederum in den Nervengeflechten und darüber hinaus in den Organen und Drüsen des grobstofflichen Körpers deutlich auswirkt. Das Feine formt das Grobe. Unser Geist bildet das Zentrum mit der höchsten Form von Autorität. Solange der Geist, unser Bewusstsein, frei von Spannung ist (das reine Sein), bewegt sich auch der Atem frei und gewährleistet die Ur-Energieversorgung. Hat jedoch der Geist ein Problem, so überträgt sich dieses genau in das Atemzentrum und unterbricht den gleichmäßigen Atemfluss durch die Nadis. Es gibt unzählige Möglichkeiten, wie sich das Problem dann im grobstofflichen Körper manifestiert.

Der Schulmediziner untersucht den sichtbaren Körper und behandelt das in Erscheinung getretene Symptom. Doch der Ursprung bleibt oft unerkannt. Ein Homöopath dagegen befasst sich schon eher mit dem Feinstofflichen, Unsichtbaren, was die Chancen für eine zutreffende Diagnose und somit für eine gezieltere Behandlung deutlich erhöht. Der Yogi zu guter Letzt spürt die Spannungen auf körperlich-geistiger Ebene auf und behandelt sich selbst durch Asanas und Pranayamas.

Beispiel:
Eine Teilnehmerin hatte mit ihrem Enkel Fußball gespielt und sich dabei den Fuß verstaucht. Es bildete sich ein fast schwarzer Bluterguss, verbunden mit starken Schmerzen. Trotz gesundheitlicher Bedenken kam die Teilnehmerin zum Yogaunterricht. Durch gezielte Übungen, die die Beine mit mehr Energie versorgten, reduzierte sich der Bluterguss deutlich innerhalb von 90 Minuten.

Es gäbe noch viele andere Beispiele zu nennen. Voraussetzung für so eine Selbstbehandlung ist die Kenntnis des Loslassens und das Aktivieren unkonditionierter Energie, die aus der Feinstofflichkeit entsteht und weder trainiert noch mit Kraftaufwand hervorgebracht werden kann.

Oft jedoch dominiert der unruhige Geist. Tiefschlafphasen, die für die nötige Ruhe sorgen, finden dann nicht wirklich statt. Ohne diese setzen die Nerven aber nachts die Arbeit des Tages fort. Auch ein Urlaub bedeutet nur eine erholsame Ablenkung für den Geist, und die längst überfällige regenerative Ruhe, in der die Kraft liegt, wird selbst an den schönsten Orten nicht erreicht.

Kurzer Überblick über die sieben Hauptchakren

1. Das **Wurzelchakra** oder Steißzentrum steht für Stabilität der Knochen, Zähne und Nägel, aber auch für Bodenständigkeit im Leben und für Durchsetzungskraft, weiter für die Darmfunktionen, insbesondere von Dickdarm und Mastdarm, und für die Funktion des Nervengeflechts im Schließmuskel.
Zugeordnete Farbe: Rot
Element: Erde
Yogaform: Hatha-Yoga (Körper-Yoga)

2. Das **Kreuzbeinchakra** oder Gefühlszentrum steht für den Umgang mit Emotionen und sexuellen Energien, für schöpferische Kräfte sowie für Fortpflanzungsorgane und für Nieren und Blase.
Zugeordnete Farbe: Orange
Element: Wasser
Yogaform: Tantra-Yoga (Kommunikation der Geschlechterpole)

3. Das **Nabelchakra** oder Feuerzentrum steht für Energie, Verdauung der Nahrung und damit für alle Organe und Drüsen, die zum Verdauungssystem gehören: Magen, Leber, Milz, Galle und vor allem Bauchspeicheldrüse

(Insulin). Dieses Zentrum gibt Wärme und Nervenkraft (Solarplexus). Es regt uns außerdem zum Handeln an und zur Entfaltung unserer Persönlichkeit. Einen großen Einfluss auf das Chakra hat das Atemzentrum, das völlig entspannte Zwerchfell, das unmittelbar über dem dritten Chakra aktiv werden kann.

Zugeordnete Farbe: Gelb

Element: Feuer

Yogaform: Karma-Yoga (Yoga des Handelns)

4. **Herzchakra** oder Zentrum der Zuwendung und Hingabe: Die Herzform ist allen wohlbekannt. Sie steht für Liebe, Harmonie, Herzenswärme und Großzügigkeit. Dem Herzchakra zugeordnet sind außerdem Lungenfunktion, Blutkreislauf und die Thymusdrüse, die das Immunsystem kräftigt.

Zugeordnete Farbe: Grün

Element: Luft

Yogaform: Bhakti-Yoga (Yoga der Zuwendung und Selbstlosigkeit)

5. Das **Halschakra** oder Kommunikationszentrum steht für Interaktion zwischen Kopf und Bauch oder zwischen Intellekt und Gefühl, aber auch für den Austausch im zwischenmenschlichen Bereich. Zugeordnet werden dem Halschakra außerdem Schilddrüsenfunktion, Geschwindigkeit des Stoffwechsels, Nebenschilddrüse, Regulation des Kalziums, Ausdruck der Stimme und Weisheit.

Zugeordnete Farbe: Grünlich-blau-hellblau
Element: Äther
Yogaform: Mantra-Yoga (Yoga über die Stimme)

6. Das **Stirnchakra** oder Drittes Auge steht für die Funktion der Sinnesorgane, die Wahrnehmung der materiellen, aber auch der nicht materiellen Dinge. Ebenso zugeordnet ist die Hirnanhangdrüse (Hypophyse), die den Überblick über das gesamte hormonelle Geschehen im Körper hält. Kraft der Selbsterkenntnis, Spiritualität und Denkvermögen sind weitere Qualitäten des Stirnchakras.
Zugeordnete Farbe: Violett
Yogaform: Gjnana-Yoga (Yoga der Erkenntnis, Präsenz des Beobachters)

7. Das **Kronenchakra** oder Scheitelzentrum steht für das reine Sein. Voraussetzung dafür ist die Aktivierung aller unteren Chakren. Diesem Chakra werden das Großhirn und die Zirbeldrüse (Epiphyse) zugeordnet. In der Zirbeldrüse wird das Hormon Melatonin produziert, das den Schlaf-Wach-Rhythmus und andere Rhythmen des Körpers steuert.
Zugeordnete Farbe: Violett, Gold

Zusammenspiel und Funktionsweise der Chakren

Im Prinzip stehen die Chakren wie die Farben eines Regenbogens eng miteinander in Zusammenhang. Wenn sich das Licht nicht durch einen Widerstand bricht, so muss es auch nicht in Form eines Regenbogens in Erscheinung treten. Stehen alle Chakren in Einklang miteinander, so leben wir in Einklang mit uns selbst. Dieser Seinszustand wird, wie schon erwähnt, auch reines Sein genannt.

Verändert jedoch nur ein Bewusstseinszentrum seine energetische Schwingung, so wirkt sich dies symptomatisch auf unser gesamtes biologisches Lebenssystem aus. Um mit den Symptomen besser leben zu können, eignen sich die betroffenen Menschen zum Ausgleich oft ein spezielles Verhalten an, z. B. eine Schonhaltung, die Fehlstellungen des Körpers kompensiert, oder sie bemühen sich, ihre Ängste zu verdrängen, kehren sie ins Gegenteil um und täuschen z. B. Freude oder Selbstsicherheit vor.

Wir haben jedoch die Möglichkeit, den ganzheitlichen Urzustand zurückzugewinnen. Während einer solchen tief greifenden Maßnahme, die nicht auf Krankenschein abzurechnen ist, entsteht unweigerlich ein höheres Bewusstsein, das mit mehr Unabhängigkeit von Symptomen verbunden ist.

Chakren stehen in unzähligen verschiedenen Konstellationen zueinander. Es gibt Menschen mit einem geradezu erstaunlichen Gesundheitszustand, mit entsprechenden Fähigkeiten und großer Langlebigkeit – faszinierende Charaktere mit begeisternder Ausstrahlung. Ebenso aber existieren die unterschiedlichsten Krankheitsbilder, oder Energie- und Seinszustände, die durch die Schwingung der Chakren in lebendige Erscheinung gebracht werden.

Jeder Mensch verfügt über sein individuelles Zusammenspiel von Schwingungen, die er ausstrahlt und die von seiner Umwelt wahrgenommen werden (Pflanze, Tier, Mensch). Im besten Fall sind seine Bewusstseinszentren harmonisch aufeinander abgestimmt, und es entsteht das reine Sein oder Freisein. Doch nicht selten müssen wir Menschen ein Leben lang daran arbeiten, um dies zu erreichen.

Das Wurzelchakra

Ein jedes Chakra bildet eine Vorstufe für das darauffolgende Chakra. Der untere Pol der Lebensachse projiziert sich mit seinen Eigenschaften in den oberen Pol. Die Funktionsbereitschaft des Wurzelzentrums wirkt sich auf alle oberen Zentren bis zum Scheitel aus.

Vollständig abgeschlossene Verdauungsprozesse bilden die Grundlage für den Energiegewinn und die Entgiftung des Körpers bis in die Gehirndrüsen und Synapsen. Ein zu schneller oder zu langsamer Stoffwechsel führt zu unerwünschten Störungen. Bereits der inhalierte Rauch einer Zigarette sorgt dafür, dass der Darm sich zu schnell entleert, und die Aufnahme des lebenswichtigen Kalziums ist für 24 Stunden nicht mehr möglich. Dann nutzen auch zusätzliche Kalziumpräparate nichts.

Es geht nichts über den Mineraliengewinn in den unterschiedlichen Darmbereichen. Dafür sollte der Darm keine funktionsverbessernden Mittel erhalten, sondern vielmehr zu jener Fähigkeit erzogen werden, die er von der Natur erhalten hat. Kaffee, Nikotin oder sonstige Stimulanzien lähmen den feinstofflichen Körper zuallererst.

Auch zu viel oder verkehrte Nahrung und Mahlzeiten zu spät am Abend verlangsamen den Stoffwechsel, was zu starken Säuerungsprozessen führt. Für schnell funktionierende Schilddrüsen gilt jedoch das Gegenteil: Hier beschleunigt der Stoffwechsel. Kommt zu so einer möglichen Störung noch eine psychische Belastung hinzu, so potenziert sich die Entgleisung nicht selten zu einer ernsten Erkrankung.

Wenn aber die Verarbeitungsvorgänge im letzten Darmbereich vollständig abgeschlossen sind (in der Tiefschlafphase), reagiert das Wurzelnervengeflecht (Ausgang) auf die natürlichste und wirksamste Weise. Zum einen mit der lebenswichtigen Funktion der Entgiftung in Körper, Seele und Geist, zum anderen mit dem göttlichen Gefühl, loslassen zu können.

Der Kopf wird frei für konstruktive Gedanken, die umsetzungsfähig sind und Freude bereiten. Nieren entgiften das Blut effizienter. Der Atem vertieft sich von selbst, ohne dass man tief atmen müsste. Das Blut transportiert reichlich

Sauerstoff in jede Zelle des Körpers. Ein Zustand des reinen Seins entsteht. Der Bewohner eines solchen Körpers ist von der Ichbezogenheit befreit, er entwickelt sich vom »Ego-Ist« zum »Ego-War«.

Während eines solchen Zustands hat unser Körper endlich genügend Gelegenheit, interne Stabilisierungs- und Regenerationsvorgänge zu erledigen. Zum Beispiel Kalzium dort einzuarbeiten, wo es dringend gebraucht wird.

Das Kreuzbeinchakra

Kommen wir zum zweiten Chakra, dem Iliosakralgelenk oder Kreuzbein-Darmbein-Gelenk. Sakral bedeutet ›heilig‹, d. h. dem Wort nach hätten wir es mit einem heiligen Gelenk zu tun. Nach meiner Erfahrung ist es das Gelenk mit den häufigsten Spannungen. Das Sakralgelenk bildet eine Basis für Beweglichkeit im gesamten Körper. Spannungen in dem Bereich strahlen schnell in umliegende Bereiche wie Lendenwirbel oder Hüftgelenke aus.

Es gibt nur wenige Menschen ohne Symptome an diesen Stellen. Schon im Kindesalter können sich hier massive Degenerationen manifestieren. Die Medizin ist in der Lage, die Schmerzen zu lindern, doch vom Karma kann sie uns nicht befreien. Denn meiner Erfahrung nach ist es der Kreuzbeinbereich, wo sich gerne und oft das Karma ansammelt. Das kann sich äußern in immer wiederkehrenden Schmerzen, die uns schon ein Leben lang begleiten.

Die Chakralehre ordnet dem Sakralgelenk das Gefühl zu. Praktisch bedeutet dies, dass Gefühle oder auch Bedürfnisse aus Körper, Seele und Geist nicht ausreichend wahrgenommen wurden. Der Mensch ist Meister darin, die Grenzen, die seine Psyche und sein Organismus ihm aufzeigen, zu ignorieren und zu überschreiten. Hinzu kommt, dass es in der Kindheit vom Umfeld abhängt, ob Gefühle wahrgenommen und Bedürfnisse erfüllt werden.

Durch ein Zuviel oder Zu-oft lagern sich Säuren im Sakralgelenk ab. Sehnen, Muskeln und Bänder führen die Gelenke in eine Starre, und der Stoffwechsel in diesen Zellbereichen entgleist. Der Atemraum wird eng, und es gelangt weder genug Sauerstoff in diese Zellen, noch kann genug CO_2 dort abgegeben werden.

Das Nabelchakra

Wie kommt man aus dieser Situation wieder heraus? Wir können uns vertrauensvoll an unser drittes Chakra wenden. Unser grundlegendes Thema, Beobachtung – Atemzentrum – Schwerkraft, wird erneut zu einer aktuellen Übung. Wenn wir nun das dritte Chakra mithilfe unseres Atemzentrums aktivieren, spüren wir an unserem guten Gefühl, ob wir wirklich loslassen können. Dieses besondere Gefühl ist eine Seelenkraft und erweicht den Körper von Atemzug zu Atemzug. Der Atemraum öffnet sich wieder langsam, und zwar so weit, wie wir es zulassen können.

Ohne Raum gibt es keine materielle Erscheinung.

Die Organe nehmen ihre Entgiftungsfunktion wieder besser wahr. Kundalini, unsere Lebensenergie, beginnt sich zu bewegen. Sie ist die Kraft, mit der eine ganzheitliche Heilung erfolgen kann. Ohne sie kann alles nur bruchstückhaft sein. Ohne sie ist Heilung nur bedingt möglich.

So eine Atemübung, die in der Natur überall wiederzufinden ist, stellt einen höheren Yoga dar. Sie übertrifft alle Wirkungen des körperlichen Hatha-Yoga. Bewegung hat ihren Ursprung nicht in der Bewegung, sondern in der völlig unkonditionierten Energie. Auf diesem Weg gelangen wir zurück zu dem schönsten Urlaubsort in uns selbst.

Das Herzchakra

Jedes Chakra ist ebenso wertvoll wie alle anderen Chakren. Einige Meister heben aber gerne etwa das Herz-Zentrum als das ganz besondere hervor. Zuwendung und Hingabe, Gutmütigkeit und Selbstlosigkeit bilden das Prädikat dieses fünften Chakras, so die Meister.

Die Schwingung des Herzens beeinflusst definitiv unseren Gesundheitszustand. Wer genetisch über ein gut funktionierendes Herz verfügt, weiß nicht so recht, was diese Meister wirklich meinen. In einem ausgeprägten Herz-Atemraum schwingt auch das Organ Herz vital und bildet zugleich die oben genannten Qualitäten. Ist jedoch das Herz bedürftig, was keine Seltenheit ist, so wäre auf jeden Fall eine Übung mit entsprechender Zuwendung sehr sinnvoll, wodurch das Herz ausgeglichener, ruhig und vital zugleich schwingen kann.

Ein starkes Herz bringt so schnell nichts aus der Ruhe. Doch Überforderung körperlicher oder nervlicher Art kann ein schwächeres Herz in Schwierigkeiten bringen. Meiner persönlichen Erfahrung nach verhilft auch in diesem Fall das Atemzentrum dem Herz zu einem raschen Ausgleich. Schließlich braucht das Herz für eine gute Funktion ständig reichlich Sauerstoff. Wir haben gelernt, dass das Atemzentrum (drittes Chakra) in Kürze zum optimalen Energiegewinn führt, und davon profitiert auch das Herz.

Menschen, die über einen verengten Herz-Atemraum verfügen, haben es bedeutend schwerer, die positiven Qualitäten eines großen Herz-Atemraums zu aktivieren. Hier treten durchaus Herzlosigkeit, Geiz, Missgunst oder Angstzustände zum Teil deutlich hervor. Das Wort Angst kommt von ›eng‹! Und nicht umsonst sprechen wir von Engherzigkeit, um einen kleinlichen Menschen zu kennzeichnen. Das Gegenteil wiederum wäre ein großherziger Mensch.

Das Atemzentrum kann rasch helfen, mehr Sauerstoff in Lunge und Blut, also auch zum Herz zu befördern. Die Yoga-Vollatmung dagegen ist eher dafür zuständig, den oberen Brust-Atemraum zu flexibilisieren. Ein Herz, das den ganzen Körper mit ausreichend Sauerstoff versorgt, bringt Freude und Gelassenheit.

Aus Sicht der Chakralehre entscheidend ist zusätzlich die Versorgung der Nerven und Nervengeflechte im Bereich des Herzens mit dem feinstofflichen Atem, der wiederum durch die Atemkanäle (Nadis) transportiert wird. Ein Herz, das diese Zuwendung nicht erhält, sondern immer nur etwas leisten soll, kann eine Funktionsstörung bekommen. Unser Atemzentrum sorgt nicht nur für den Sauerstoffgewinn, sondern aktiviert auch noch das Sonnengeflecht unmittelbar unter dem Zwerchfell. Dort wird unverzichtbare Nervenkraft in den Körper ausgestrahlt.

Zuwendung und Hingabe, Verständnis wie auch Liebe für unsere Nächsten und uns selbst beinhalten weitere Qualitäten, die sich harmonisierend auf die Herzfrequenz auswirken. Heilige Worte! Die Realität sieht oft ganz anders aus. Missverständnisse bringen vielfach Spannungen in unsere Interaktionen.

Ein jeder von uns hätte mit seinem eigenen Karma schon genug zu tun. Doch das Karma unserer Nächsten ist auch nicht wirkungslos. Es bedarf eines höheren Bewusstseins, damit wir unterscheiden können, was von wem kommt. Übernehmen wir Schwierigkeiten von anderen (Beispiel: Co-Abhängigkeit), oder sind es tatsächlich unsere eigenen Probleme? Wir sollten mit unserem Karma bei uns selbst bleiben und das unserer Nächsten bei ihnen lassen. Projektionen, die uns dennoch verletzen, analysiert unser Beobachter und vergibt, statt zu vergelten. Das gelingt, wenn wir in unserem Herzgefühl bleiben.

Diese Übung gehört zu einem höheren Yoga, dem Bhakti-Yoga, dem Yoga der Zuwendung und Hingabe. Diese wichtige spirituelle Übungsform ist – zum Glück! – im Westen noch nicht modern und damit trivialisiert und seiner eigentlichen Bedeutung beraubt.

Verletzungen, die uns dennoch belasten, können wir auch durch kreative Tätigkeiten, wie z.B. Malen, Singen, Schreiben, Gartenarbeit oder Ordnung schaffen, verwandeln. Diese Aktivitäten wirken positiv auf unsere Herzfrequenz. Voraussetzung aber sind Zuwendung und Hingabe an das, was wir tun. Das Wechselspiel zwischen körperlich-materiellem und spirituellem Aspekt bringt Ausgleich in unsere Chakren.

Das Halschakra

Gehen wir über zum fünften Bewusstseinszentrum, der Schilddrüse oder dem Kommunikationszentrum (dem Mantra-Yoga zugeordnet). Kommunikation bedeutet Austausch zwischen unseren Mitmenschen und uns selbst (Dialog). Müssen sich beide Gesprächspartner nicht mehr projizieren, so findet ein Ausgleich im Geben und Nehmen statt. Man versteht und wird verstanden. So eine Interaktion kann heilen und setzt ein höheres Bewusstsein voraus. Oder man hat diese Eigenschaft als Gabe erhalten.

Wir erlernen dies alles auf unserem Lebensweg. Ohne solche Lernprozesse bleibt der Mensch leider zu oft in seiner Ichbezogenheit verhaftet. Er redet zu lange und zu viel über sich selbst, ohne zu bemerken, wie sein Gesprächspartner darunter leidet (Monolog). Soweit der körperlich-materielle Aspekt der Schilddrüsenregion. Ein spiritueller Aspekt dieses Zentrums hingegen ist die Gedanken- und Gefühlskommunikation zwischen Kopf und Bauch. Das heißt praktisch, dass man ein Bauchgefühl oder eine Emotion kognitiv erfasst und verarbeitet, bis das Gefühl sich ausgleicht. Andererseits sollte ein intellektuelles Thema nicht über ein bestimmtes Maß hinaus eskalieren. Durch die Fähigkeit, das Gefühl, das mit dem Thema verbunden ist, zuzulassen, kann in so einem Fall ein Ausgleich geschaffen werden.

Die äußere und innere Kommunikationsbereitschaft wirkt sich auf unser Schilddrüsenhormon aus. Es regelt im besten Fall das Tempo unseres Stoffwechsels zu unseren Gunsten. Somatische oder psychosomatische Schilddrüsenstörungen lassen das Stoffwechseltempo entgleisen. Bei einer Überfunktion etwa bekommt der Körper zu wenig Nährstoffe (schlanker Typ, schnelles Sprachverhalten), bei einer Unterfunktion dagegen zu viele Nährstoffe (korpulenter Typ, gemächliches Sprachverhalten).

Man kann beobachten, wie Menschen mit einem harmonisch arbeitenden Schilddrüsenhormon auch harmonisch wirken, innen und außen. Das Glück haben nur wenige. Sie müssen nichts dafür tun und haben diese Eigenschaft dennoch ein Leben lang. Bei einer Erkrankung können Übungen und das Beachten von Verhaltensregeln dafür sorgen, dass Schlimmeres verhindert wird.

Die aggressiven Auswirkungen eines entgleisten Hormons im fünften Chakra können sehr zerstörerisch sein. Ein Stalker zum Beispiel kann sein Gefühl nicht zulassen und damit auch nicht verstehen und verarbeiten. Bei ihm stößt die Korrespondenz zwischen Kopf und Bauch im fünften Chakra auf Widerstände. Statt bei sich zu bleiben, hat ein solcher Mensch das Bedürfnis, andere zu verletzen, um seine negativen Gefühle auszugleichen.

Asanas müssen sehr bewusst praktiziert werden. Es reicht nicht aus, pauschal die Haltung der Kerze zu empfehlen, in der sich der Schilddrüsenbereich ausgleichen soll, auch wenn das die gängige Praxis lehrt. Bei näherer Betrachtung des Rückens kann man aber oft feststellen, dass sich die Muskeln im oberen Rücken bereits im reduzierten Zustand befinden. Falsches Üben wirkt oft kontraproduktiv in diesen geschwächten Bereichen.

Gleichzeitig ist es aber überaus sinnvoll, herauszufinden, welches Üben effektiv ist. Nur mit einer Verbesserung des Stoffwechsels im gesamten Körper, insbesondere der geschwächten Muskulatur im oberen Rücken und Halsbereich, wird es zu einem Ausgleich kommen.

Im Falle von Hashimoto, einer Schilddrüsenerkrankung, die zur Unterfunktion führt, empfehle ich, die Achtsamkeit auf die Lebensenergie auszurichten, denn in ihr lebt auch die nötige Immunstärke, die der Schilddrüsenentzündung entgegenwirkt.

Leider ist nicht in allen Yogarichtungen das Hauptinteresse auf die Lebensenergie ausgerichtet. Übende bemühen sich um Power und die perfekte Figur, um konkurrieren zu können. Das bedeutet nicht selten den Weg in den Abgrund. Die Lebensenergie registriert sehr genau, was wir mit ihr machen. Sie lässt nicht mit sich spaßen.

Im Yoga zählen weder Konkurrenz noch Leistung. Vielmehr lernen wir das Zulassen der drei Grundlagen (Beobachtung, Atemzentrum und Schwerkraft), die jene Energie bewegt, die sich nicht trainieren lässt. Sie nährt den feinstofflichen Körper, den wir nicht im Spiegel betrachten können, sondern nur in uns selbst. Die Betrachtung ist zugleich das Zulassen und der daraus hervorgehende Energiegewinn, den unser grobstofflicher Körper zu einem ausgeglichenen Leben braucht, wie die Blume das Licht. Sowohl das Atemzentrum als auch die Schwerkraft können immer nur zugelassen werden.

Stirnchakra und Scheitelchakra

Um nun Missverständnissen vorzubeugen: Die Chakren sind keineswegs heilig oder nur eine Sache fortgeschrittener Spiritualität. Als Teil unseres Selbst wirken sie auch in unserem ganz gewöhnlichen Alltag.

Ein Beispiel:
In einem Bekleidungsgeschäft sah ich einmal eine teure, exklusive Hose, die mir sehr gut gefiel und die ich gerne gehabt hätte. Doch dann geriet ich in Entscheidungsschwierigkeiten, denn ich bekam ein schlechtes Gewissen, und das wollte den Kauf nicht zulassen. Also fuhr ich erst einmal wieder zurück nach Hause. Ich beobachtete den Teil meiner Gedanken und Emotionen, der diese tolle Hose besitzen wollte. Gleichzeitig

dominierte der Gegenpart in meinem Kopf: das Verbot, das mir das schlechte Gewissen machte. Ich wollte nichts erzwingen, aber auch nichts ablehnen. Es gelang mir, diese Situation längere Zeit wahrzunehmen und meine Energie (Wohlbefinden) unter Kontrolle zu halten.

In der Vergangenheit hatte ich einmal erfahren, wie meine Lebensenergie bis in die Haarwurzeln aufgestiegen war und diese vitalisierte. Doch nun verhielt sich die Energie etwas anders. Sie bewegte sich vom sechsten bis zum siebten Chakra, also vom Zentrum des Beobachters bis zum Zentrum des obersten Gerichts. Damit löste sich der Gewissenskonflikt in Klarheit auf, und die gab mir deutlich zu verstehen: Kauf dir bitte diese Hose, die dir so gut gefällt, unabhängig von den Kosten. Die Entscheidung war also gefallen, zu meiner sichtlichen Entlastung.

Auf diese Weise erfuhr ich die beiden oberen Chakren als für mich sehr praxisbezogen. den Beobachter als einen, der die Dinge lassen kann, wie sie sind, und auch Turbulenzen besteht, und das siebte Chakra wie ein oberstes Gericht, dessen Urteil die höchste Autorität darstellt und zu reinem Handeln führt. Dann, wenn Zweifel aufkommen, Schuldgefühle oder Unentschlossenheit, bildet das Beobachtungszentrum eine entscheidende Grundlage, die jenes oberste Gericht zu einer entlastenden Klarheit führen kann. Das Chakra der Wahrnehmung, oder Drittes Auge, ist eine wertvolle Vorstufe des siebten Chakras, dem reinen Sein.

Solche wunderbaren Prozesse entwickeln sich wie von selbst, wenn wir die Kunst des Loslassens erlernt haben. Mit

»wie von selbst« ist gemeint, dass wir nichts weiter dazutun müssen, weder darüber nachdenken noch die emotionalen Vorgänge fortsetzen. Auch brauchen wir nicht mit anderen darüber zu sprechen und sie womöglich noch zu belasten.

Schauen wir lediglich auf das, was uns bewegt. Atemzentrum und Schwerkraft helfen, Kontakte nach innen zu knüpfen und des Weiteren den Wandel zuzulassen, so lange, bis ein deutliches Wohlbefinden nicht mehr zu überspüren ist. Schon der Beginn des ersten Atemzugs aus seinem Energiezentrum setzt eine Welle des Wandels bis in alle Tiefen unseres Körpers in Gang.

Die Chakren wahrnehmen:
eine praktische Übung

Durch eine einfache Wahrnehmungsübung haben Sie die Möglichkeit, an Ihrem eigenen Leib zu entdecken, wie unterschiedlich sich jeder Bereich Ihres Körpers anfühlen kann.

Legen Sie sich auf Ihre Übungsmatte in die Rückenlage. Richten Sie Ihre Aufmerksamkeit auf das Atemzentrum, und lassen Sie Ihren Atem kommen und gehen, ohne Druck, Spannung, Eile oder Vernachlässigung. Der Atem wird sich in alle Richtungen gleichmäßig ausdehnen; das ist ein Kriterium für Richtigkeit.

Nun lassen Sie Ihre Atembewegung zusätzlich in Richtung Schlüsselbeine aufsteigen (Voll-Atmung), gut dosiert. Mit dem Einatmen öffnet sich der Atemraum, mit dem Ausatmen entspannt der Körper. Die empfohlene Atemtechnik ist Ujjayi (Kehlverschluss). Nach etwa zwanzig Minuten wird Ihr Körper mit einer angenehmen Energie versorgt.

Richten Sie nun Ihre Achtsamkeit auf die Füße, und nehmen Sie das Gefühl der Füße wahr. Unterscheiden Sie bitte auch Zehen, Fußsohlen und Fersen. Gibt es Unterschiede? Oder gibt es eine gleichmäßige Energie? Sind zum Beispiel die Fersen unterversorgt, so mangelt es an Energie im Beckenbereich. Sind vergleichsweise die Zehenspitzen gut warm, so sind Kopf und Oberkörper gut versorgt usw.

Richten Sie weiter Ihre Wahrnehmung auf die Knie. Vergleichen Sie das Gefühl der Füße mit dem der Knie, und entdecken Sie den Unterschied.

Gehen Sie in zusätzliche Bereiche wie z. B. den Kopf, und stellen Sie das Gefühl des Kopfes dem Gefühl Ihres Rückens gegenüber. Sammeln Sie weitere Erfahrungen.

Die unterschiedlichen Gefühlsnuancen erscheinen immer offensichtlicher. Gut durchblutete Füße fühlen sich warm an. Ein gut versorgter Kopf hingegen erscheint im Vergleich zu den Füßen eher kühl. Solarplexus im Bauch – Lunarplexus im Kopf. Jeder einzelne Körperbereich bzw. jedes Chakra verfügt über seine ureigene Gefühlsschwingung.

Wenn Sie Ihre Beobachtungen fortführen, so sammeln Sie weitere Erfahrungen über Ihre Bewusstseinszentren, etwa in welchem Zustand diese sich befinden und dass diese auch veränderbar sind. Tatsache ist: Beobachtung und Atmung haben einen großen Einfluss auf unsere sensiblen Chakren.

Von großer Bedeutung ist die Zuwendung, die wir mithilfe von Körperübungen und Atemlenkung in jedes gewünschte Chakra kanalisieren können. Dabei ist es auf Dauer nicht zu empfehlen, bereits energetisch vitale Bereiche mit noch mehr Energie zu versorgen. Üben bedeutet vielmehr, einen Ausgleich zu schaffen, d. h. sich unseren Schwachstellen zu widmen und Licht in die Schattenseiten zu bringen.

So wird verständlich, warum wir genau die Übungen, die uns am schwersten fallen, zu unseren Lebensaufgaben machen sollten. Denn nur auf diesem Weg ist ein tatsächlicher Ausgleich möglich.

Nicht selten verschließen wir die Augen vor unseren Schwachstellen. Gerne meiden wir Übungen, die uns Schmerzen bereiten, und bevorzugen Asanas, die uns leichtfallen. Das dadurch entstehende Ungleichgewicht drückt sich unweigerlich in unserer Lebenshaltung aus. Unsere Chakren reflektieren die ungetäuschte Wirklichkeit in unser Umfeld.

Kenntnis über die Chakren setzt Bewusstheit und Interesse an einem erfüllten Leben voraus. So wird sich Ihr Wissen allmählich erweitern.

Es gibt aber auch plötzliche Erkenntnisschübe. So erfuhr ich einen für mich wesentlichen Schub, als ich in mir die Einrichtung einer Art von Wahrnehmung entdeckte, die uns in der Regel nicht bewusst ist: die des Dritten Auges oder des sechsten Chakras.

Dieses Wahrnehmungsvermögen wurde mir auf einmal sehr deutlich. Der Unterschied zu früheren Wahrnehmungen bestand darin, dass ich Gedanken und Gefühle konstant beobachten konnte, ohne mich in intellektuellen oder emotionalen inneren Diskussionen zu verstricken. Mir gelang es, völlig unabgelenkt meinen Atemfluss zu einem Energiegewinn so lange fortzusetzen, bis mein Körper die Schwerkraft in jeder Zelle erreicht hatte. Unerwünschte Gedanken und sonstige Spannungen waren transformiert. Das Bewusstsein meines sechsten Chakras war in mir erwacht und konnte sich ab jetzt weiter entfalten.

Energie durch Nahrung

Verhaltensregeln beachten

Noch viel mehr als mit unseren Körper- und Meditationsübungen können wir mit dem richtigen Verhalten den besten Einfluss auf körperliche Funktionen wie Bewegung und Stoffwechsel, aber auch nervliche Stabilität und Ausgeglichenheit nehmen. Das heißt, wenn es uns gelingt, in unserem Verhalten bestimmte Regeln zu beachten, wird sich unser Wohlbefinden von Grund auf verbessern.

Diese Regeln stehen weder in einem Buch, noch kann sie uns jemand sagen. Wir werden sie selbst erkennen müssen und lernen, sehr genau die wirklichen Bedürfnisse von Körper und Geist wahrzunehmen.

Derzeit ist das Trainieren des Körpers mit seinem Muskelaufbau hochmodern und regelrecht zur Sucht geworden, einseitig und stark konditioniert. Menschen versuchen, durch Trainingsprogramme für ihre Muskeln die verschiedensten Probleme zu lösen, und haben dabei hohe Erwartungen. Das ist zunächst einmal verständlich, doch es stellt sich die Frage: Welches Programm brauchen denn eigentlich unsere Nieren, die Leber, die Bauchspeicheldrüse usw.?

Die gesunden Funktionen der Organe und Drüsen lassen sich nicht trainieren.

Wir versuchen zwar, durch bewusste Yogaübungen Einfluss auf die Verbesserung der Organfunktion zu nehmen, doch können wir die beste Wirkung erzielen, indem wir bestimmte Verhaltensregeln beachten und diese über lange Zeit fortsetzen. Unsere Bemühungen führen zu einer verstärkten Reinigung des komplexen Körpers. Wir können uns dann wieder besser bewegen, und auch die Nervenkraft nimmt spürbar zu. All das entsteht, was jeder von uns so dringend braucht.

Können wir uns in diesen Prozess der körperlichen Reinigung mental vertiefen? Was geschieht denn da eigentlich? Und auch noch wie von selbst, wenn wir es tun und schaffen? Nun, letztendlich brauchen die Zellen Sauerstoff. Eine menschliche Zelle lebt tausend Jahre, wenn die Sauerstoffversorgung gewährleistet ist, so die Wissenschaft.

Unser Stoffwechsel aber – gerade hier im materiell orientierten Westen mit seinen Konsumgewohnheiten – überfordert unsere Organe und raubt einen großen Teil des Sauerstoffs. Es geht also um die hohe Kunst, die Nahrung, die ich dem Körper gebe, in Energie umwandeln zu lassen, sodass immer genügend Sauerstoff für alle Energieprozesse zur Verfügung steht. Wenn das Blut aber womöglich verschlackt oder die Entgiftungsfunktion der Leber erschöpft ist, schaffen die Nieren es nicht länger, Säuren auszuscheiden, und lagern sie stattdessen im Gewebe ab. Dann wird unser Leben unnötig belastet.

Wir können natürlich verschlackte Muskeln trainieren, doch werden wir früher oder später leider feststellen müssen, dass unser Leben dadurch nicht leichter geworden ist. Ja, oft genug werden sogar Säuren (z. B. Harnsäure) noch tiefer in die Muskeln und Gelenke hineintrainiert. Dann sieht der arme Muskel vielleicht beeindruckend aus, hat jedoch seine wahre Kraft nicht gewonnen.

So stellt sich immer wieder die Frage nach dem richtigen Programm für unsere Organe. Denn erst, wenn diese wieder normal funktionieren und alle Stoffe dem Körper zuführen, verarbeiten und ausscheiden, hat der Muskel neue Chancen, in seine Urkraft und zugleich Urform zurückzufinden.

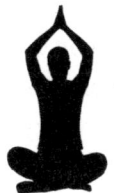

Unsere Ernährung

Wer an wirklicher Gesundheit interessiert ist, sollte unabhängig von irgendwelchen Modediäten darauf achten, nur dann Nahrung zu sich zu nehmen, wenn der Körper wirklich Hunger signalisiert. Nur dann, wenn das Verdauungsfeuer (Agni) brennt, kann es auch Stoffe in Energie umwandeln.

Der Hungerzustand ist noch unerforscht. Zu schnell geben wir dem ersten »Hüngerchen« nach. Dieses gehört aber häufig noch zu den Verdauungsvorgängen, die oft mit schnellen Zwischenmahlzeiten wieder unterbrochen werden. Würden wir es schaffen, so einen Scheinhunger weiter zuzulassen, so gäben wir diesem auch Gelegenheit, sich weiter zu entfalten, bis zu einer spürbaren Energie, die auch Leichtigkeit und Freude bringt. Schaffen wir dies nicht, sind unsere Säfte mit einer Dauerverdauung beschäftigt. Übersäuerung ist dann das Ergebnis, das Schwerfälligkeit und Frust bringt.

Es erscheint zwar am einfachsten, sich an die gutbürgerliche Kochkunst zu halten, oder, was heute wahrscheinlicher ist, ganz bequem und modern Fertiggerichte und ein paar Snacks nebenbei zu konsumieren. Doch mithilfe der Unterscheidungskraft, die wir uns erarbeitet haben, gelingt es uns, das Richtige vom Falschen zu trennen und die Dinge loszulassen, die scheinbar gut schmecken, uns aber nicht wirklich guttun. Sensibilisierte Geschmackszellen erkennen diesen Irrtum und unterscheiden sehr wohl zwischen Natur und Fälschung.

Das Verdauungsfeuer muss brennen!

Unter anderem können wir das dadurch erreichen, dass wir abends ab etwa 18 Uhr keine Nahrung mehr zu uns nehmen. Dazu hatten wir ja tagsüber genug Gelegenheit. Ab etwa zwischen 19 und 20 Uhr stellt der Organismus seine Verdauungskräfte ein, um dann während der Nacht bereits verdaute Nährstoffe in verfügbare Energie umzuwandeln. Verdauungsorgane werden wieder tief durchblutet und mit Sauerstoff versorgt, und das giftige Kohlendioxid wird abtransportiert. Damit steht am folgenden Morgen ausreichend Verdauungsfeuer zur Verfügung.

Auch findet nachts durch den tiefen Durchblutungsvorgang eine Yangisierung statt. Das bedeutet, dass die Organe sich zusammenziehen, statt zu yinisieren, also auszudehnen. Magen und Darm sollten yangisieren, denn dadurch bekommen sie ihre befreiende Reinigungskraft. Der Magen regelt seine Säfte, der Darm seine Peristaltik und sein bakterielles Milieu, die beide in Hochform zum Energiegewinn führen, und dieser ist grundsätzlich mit dem Ausscheiden aller Reststoffe verbunden. Nur so verschwinden auch Symptome oder entstehen gar nicht erst. Träume werden transparenter, ein deutliches Zeichen für bessere Verarbeitung.

Auch Blähungen, unter denen viele Menschen leiden, lassen nach und verschwinden ganz. Jede Blähung ist auch immer ein gewisser Säuerungsprozess. Die Kundalini

– als Schlange symbolisiert – sollte zuallererst mal morgens nach der Darmentleerung kontrolliert werden, ob sie sich als geformte Schlange zu erkennen gibt, bevor wir mit Gluckerbäuchen darauf warten, dass sie als Erleuchtung in unserem Rücken aufsteigt. Gluckern, Blähungen und sonstige Gasbildungen sind auf dem Weg der Befreiung nicht förderlich. Ein Bauch, der gut verdaut, ist leise und muss nicht auf sich aufmerksam machen.

Das Fazit ist also: Mahlzeiten, die wir zu uns nehmen, sollten vollständig verdaut sein, so gut, bis sich der Magen nach der Yinisierung in seinen Yangzustand zurückbegeben hat. Das Verdauungsfeuer ist morgens und mittags am effizientesten, nimmt dann bis zum Abend hin ab und erreicht nachts eine Umkehrung. Wird das Blut im Magen-Darm-Trakt nicht mehr benötigt, steht es den Tiefen des Körpers zur Verfügung, und darauf kommt es letztlich an. Dann nämlich transportiert das Blut den Sauerstoff und die Nährstoffe in die Zellen des Körpers und auch in tiefere Bereiche, z. B. Schwachstellen. Gleichzeitig steigt die Chance, über den venösen Blutrückfluss Schlacken, wie z. B. CO_2, abzutransportieren.

Zuführen ist einfach, abführen hingegen schwierig. Schwierig ist auch das richtige Zuführen, um das Abführen zu vereinfachen.

Wenn wir zu Bett gehen, sollte der Verdauungsprozess im Magen abgeschlossen sein. In dem Moment, wo der Magen noch verdaut, kann der Dünndarm nicht richtig weiterarbeiten. Solange der Magen nachts noch arbeiten muss, kann der Darm die Nährstoffe einerseits nicht optimal verarbeiten und andererseits den Körper auch nicht so gut entgiften. Kalzium z. B. wird erst im Mastdarm ins Blut abgegeben. Das wird oft erschwert, solange der Magen noch beschäftigt ist.

Energetisch betrachtet ist unsere Verdauungskraft mit dem Stand der Sonne verbunden. Steht die Sonne am höchsten, sollte auch unsere Verdauungsleistung ihre höchste Kraft haben. Nachts dagegen ruhen unsere Organe. Auch Pflanzen verhalten sich in dieser Weise.

Stellt der Mensch jedoch seine eigenen Gesetze auf, die nicht mit der Natur im Einklang stehen, entgleisen biologisch-chemische Prozesse in unserem Körper, was zu unangenehmen Folgen führen kann. Solche Defizite führen recht bald z. B. zu Nervosität, die in unserer konditionierten Welt einfach akzeptiert wird. Nervosität setzt sich fort bis zur Spannung, und am Ende ist es das Schicksal, das uns in letzter Konsequenz zur Ruhe und zum Ausgleich zwingt.

Erst wenn die Beeinträchtigung zu stark wird und verschiedene Ärzte nicht mehr helfen können, wenn der Druck groß genug geworden ist, erst dann begibt sich der Mensch auf den Weg der Selbsterkenntnis. Und nur einige von ihnen schaffen dies mithilfe eines kundigen Lehrers, der alles selbst durchlebt hat und weiß, wovon er spricht.

Was ist die richtige Nahrung für uns?

Da alles den Ursprung im Licht hat, so ist auch unsere Nahrung ein Produkt des Lichts. Licht lässt die Früchte wachsen, und folglich ist in der Frucht das Licht (Photon). Dieses Prinzip gilt natürlich auch für Mensch und Tier. Licht ist eine sensible und zugleich mächtige Energie, und eigentlich müsste eine noch feinere Energie genannt werden, nämlich der Atem, im Yoga Prana genannt. Der Atem kommt noch vor dem Licht, vor den Sonnen, die das Licht produzieren und aussenden.

Und nun gibt es noch eine Steigerung, denn wir wollen uns fragen, woher kommt denn der Atem? Nun, das kann jeder in sich selbst am besten beobachten. Es ist das Bewusstsein, der Beobachter oder der spirituelle Geist, der mit Sorgfalt den Atem vertieft und die schöpferischen Prozesse im Körper belebt. Tatsächlich ist das Atmen ein schöpferischer Vorgang, denn es bringt die Gesundheit des Körpers hervor.

Grenzenlos ist der spirituelle Geist. Der materielle Geist dagegen ist begrenzt, unruhig und hat nie wirklich Zeit. Der spirituelle Geist hingegen hat die Zeit und die nötige Hingabe und Zuwendung, die der Atem dringend braucht, um zur Entfaltung zu kommen. Ohne Zeit und Hingabe wird der Atem flach, er wird vernachlässigt, unterdrückt, zu schnell oder auch noch trainiert, oder er kommt fast zum Stillstand.

Während Sie dies hier lesen, überprüfen Sie bitte Ihr Atemzentrum!

Die Frucht, die auf natürlichem Weg gereift ist, enthält das Licht, den Atem/Prana und den Geist.

Doch wie kann der Atem in der Frucht enthalten sein? Mit dem Atem ist sehr viel mehr als nur der Sauerstoff gemeint. In ihm gibt sich die Lebensenergie in Form von Geschmack, Duft und Farbe zu erkennen.

Unsere Körper, bestehend aus der gleichen Natur, haben die Fähigkeit, ähnlich einem Recyclingprozess, die Früchte zu verdauen und bis in ihre Photonen zurückzuverwandeln. Diese Photonen bzw. die Lichtenergie sollten in letzter Konsequenz in jedem unserer unzähligen Zellkerne erscheinen, sodass, wie unsere Sonne es uns vorbildlich zeigt, eine lebensbejahende Ausstrahlung möglich wird. Das ist das kosmische Prinzip der Nahrung.

Jede mechanische oder chemische Form, Nahrung zu verändern, um sie für uns verträglicher oder haltbarer zu machen, führt auch immer zu einer Verminderung ihrer Qualität. Kochen wir das Gemüse, so entweicht zuerst die feinstoffliche Energie, die als Geruch in der Küche erscheint. Leider ist sie dann aber nicht mehr Bestandteil der Nahrung, und so entgeht uns ein sehr vitaler Teil, den unser Körper bräuchte.

Ich weiß, dass viele Einspruch erheben und sich rechtfertigen werden. Und auch ich habe solche Behauptungen einmal mit Skepsis betrachtet. Aber es geht ja hier darum, unseren Weg zu gehen, der aus der Schwierigkeit führt bzw. sie vermeidet. Gekochte Nahrung verliert an Geschmack, der durch Salz und Gewürze wieder ergänzt wird. Dann schmeckt das Gericht so überaus gut, dass wir vielleicht zu viel davon essen. Das ist eine Falle, in die wir fast alle tappen. Meist wird sogar Nahrung, die unser Körper gar nicht braucht, unwiderstehlich schmackhaft gemacht. Korpulente Menschen sagen: »Ich bin ganz gesund, nur zu dick.« Doch Übergewicht zähle ich mit zu den Symptomen. Schließlich gibt es ja auch keinen dicken Hund (nur sprichwörtlich), korpulenten Fisch oder übergewichtigen Löwen, oder?

Nehmen wir zum Beispiel die so heiß geliebten Nudeln. Der Hartweizen auf seinem Weg zur Nudel durchläuft zahlreiche Prozesse, die die Kohlenhydrate nicht gerade gesünder machen. Auch wenn Sie Ihre Lieblingsspeise nun gerne verteidigen möchten – unser Ziel ist es, frei von unerwünschten Symptomen zu sein, ob körperlicher oder psychischer Art.

In erhitzter, gekochter oder gebratener Nahrung ist nur noch das Material enthalten, jedoch keine Lichtenergie mehr.

Das Material, also z. B. Mineralien, sind natürlich willkommen. Doch nur immer Material macht unseren Geist materiell. Wir bemerken dies alles nicht und verteidigen unseren Mangel, so lange, bis er unerträglich wird. Und selbst dann gibt es noch Medikamente, damit man die Unerträglichkeit nicht spürt.

Immerhin ist aber das Essen, das wir uns zu Hause frisch zubereiten, schonend kochen oder braten, qualitativ immer noch hochwertiger als industriell hergestellte Fertigprodukte, und wenn sie noch so geschickt beworben werden. Ein Blick ins Kleingedruckte, also die Liste der Inhaltsstoffe, ist dann sehr aufschlussreich. Im Herstellungsprozess geht viel vom natürlichen Geschmack und Aroma verloren, was dann durch Zusatzstoffe wie Geschmacksverstärker und künstliche Aromen wieder ausgeglichen werden soll. Doch die Qualität und Wirksamkeit eines natürlichen Lebensmittels bleibt dabei unerreicht.

Eine Teilnehmerin berichtet:
Ich habe weder Zeit noch Interesse, mit großem Aufwand zu kochen. Trotzdem ist es mir sehr wichtig, gute und frische Lebensmittel einzukaufen, vor allem viel Obst, Gemüse und Vollkornprodukte. Bei verpackter Ware schaue ich immer genau auf die Liste der Inhaltsstoffe und denke: Je länger die Liste ist, desto minderwertiger ist das Produkt. Und das kommt mir dann auch nicht in meinen Einkaufswagen.

Ein materiell denkender Geist ist nicht wirklich an Qualität interessiert. Vielmehr braucht er Quantität, also Masse, und nach Möglichkeit ein volles Bankkonto. Je mehr er hat, desto besser fühlt er sich. Das aber ist auf Dauer einseitig, denn es fehlt der spirituelle Ausgleich. Produkte enthalten auch immer jenen Geist, der sie hergestellt hat, und in einem Massenprodukt befindet sich nun mal kein spiritueller Geist und auch keine entsprechende Qualität. Trotzdem wird es gekauft, geschluckt und wirkt sich dann im Körper aus.

Leider ist so ein Bewusstsein weltweit verbreitet, und deshalb glauben wir oft, es sei so normal. Wer sich anders orientiert und das Feinstoffliche langsam wieder zulässt, wird bestätigen, um wie viel vitaler, entspannter und segensreicher sein Leben geworden ist. Viele konnten auf diese Weise chronische und sogar tödliche Krankheiten selbst heilen.

Vom Wert der Rohkost

Zu empfehlen ist es, Nahrung zu sich zu nehmen, die so naturbelassen wie möglich ist. Es ist die Rohkost, die das volle Licht enthält und unsere Körper nährt, und gut genährte Körper heilen sich selbst. Das Blut kann besser fließen, der Sauerstoff muss nicht für aufwendige Verdauungsprozesse verschwendet werden. Die Lymphen sorgen für den Abtransport von Schlacken.

Mit dem Ernährungsbewusstsein sind viele weitere Verhaltensregeln verbunden. Wer sich richtig ernährt, verhält sich auch in anderer Hinsicht richtig, das ist meine langjährige Erfahrung. Derjenige stiehlt nicht, tötet nicht und wünscht anderen nichts Schlechtes. Für Rohkost, also Lichtkost, braucht man ein höheres Bewusstsein, das man sich erarbeiten kann. Allein schon etwas Stress führt dazu, dass man keine Rohkost mehr isst – oder sie schlechter verträgt.

Wenn ich auf der Autobahn von Frankfurt nach Hamburg fahre, dann kann es durchaus passieren, dass ich mir an der Tankstelle Schokoriegel und Fastfood kaufe, weil Autobahnfahrten für die Nerven stressig sind. Bin ich aber wieder in meinem Alltag und übe Yoga, dann esse ich auch wieder Rohkost.

Rohkost ist durchaus für alle Berufe geeignet. Doch der gestresste Geist lässt gesunde Nahrung nur mit Widerwillen zu.

Herzerkrankungen, Gefäßverengung und viele andere Krankheiten, die mit der Ernährung im Zusammenhang stehen, sind weit verbreitet. Wir sind diesen Symptomen aber nicht hilflos ausgeliefert, sondern können selbst entgegenwirken. Was wir dabei brauchen, sind Selbstvertrauen, Forschergeist und vor allem den Willen zur Veränderung.

Machen wir uns unabhängig von Krankenkassen und zahlen mit hochwertigen Nahrungsmitteln in unsere eigene Gesundheitskasse ein. Ein ganz neuer Horizont tut sich für uns auf, der das alte krankhafte und materielle Denken verlässt. Orientieren wir uns nicht an denen, die es wie die meisten anderen machen. Gehen wir unseren eigenen Weg – das ist zwar schwieriger, doch zum Glück auch wirkungsvoller.

Verschiedene Ernährungsweisen

Hilfreich für die Umstellung auf eine gesunde Ernährungsweise sind die Konzepte zahlreicher Ernährungsexperten, die ausnahmslos erst einmal sich selbst von sogenannten unheilbaren Krankheiten befreit haben. Jeder ist für sich selbst immer der beste Proband.

Mit zu den bekanntesten Ernährungskonzepten – nicht zu verwechseln mit Diäten – zählen:

Ayurveda	Indien
G. Ohsawa, Makrobiotik	Japan
G.C. Burger, Instinctotherapie	Belgien/Frankreich

Wissen zu jedem Konzept ist hilfreich!

Ayurveda

Ayurveda beinhaltet ein reiches, jahrtausendealtes Wissen. Wichtig für unser Thema sind vor allem die drei Energietypen:

Kapha – Schlacke-Typ
Pitta – Feuer-Typ

Kapha bedeutet eigentlich Schleim. Diesen stellt der Körper her, er braucht ihn für die Festigkeit des Gewebes oder der Schleimhäute und auch für die richtige Konsistenz des Blutes und für vieles mehr. Produziert der Körper aber zu viel Kapha, wird das Gewebe zu fest, und es entstehen Versteifungen.

Da ich selbst Kapha-Typ bin, spreche ich aus langer Erfahrung. Mein Körper stellt aus nichts Kapha her, daher meide ich Kapha fördernde Nahrung. Dazu gehören fette oder süße Nahrungsmittel, vor allem erhitzte Fette, aber auch tierische Fette wie Sahne oder Creme Fraiche. Förderlich dagegen sind natürliche Öle, besonders die mit einem hohen Gehalt an Omega-3-Fettsäuren, und auch Nüsse, wenn sie nicht mit anderen Nahrungsmitteln kombiniert werden. Schon als ich noch ein Kind war, hat mein natürlicher Instinkt die für mich verkehrten Lebensmittel abgelehnt. Mit einer großen Ausnahme: Schokolade.

Auch die Menge einer Mahlzeit ist entscheidend. Ein Zuviel schwächt Pitta und fördert Kapha. Es ist eine hohe Kunst, alle drei Energieebenen zu einer harmonischen Wirkung zu vereinen.

Pitta steht für Sonne, Feuer, Hitze oder Wärme. Der Pitta-Typ verfügt über gute Verdauungskräfte und ist temperamentvoll. Gibt es ein Zuviel an Pitta, steigt sein Temperament. Der Stoffwechsel kann zu unreiner Haut führen oder zu Schlafstörungen und Entzündungen. Dieser Energietyp sollte pittareiche Nahrung, wie z. B. Chili, und zu viel Sonne meiden. Empfohlen werden kühlende Früchte, z. B. Melonen, und Rohkost.

Vata steht für Bewegung, Luft, Prana und Trockenheit. Der Vata-Typ ist oft schlank, sehr flexibel und hat trockene Haut. Seine Verdauung bewegt sich fließend schnell, im Gegensatz zum Verdauungsfeuer, das bei einem Pitta-Typ gut verbrennt. Ein Zuviel an Vata löst Kopfschmerzen, Durchfall, Nervosität, zu frühes Ergrauen der Haare oder psychische Erkrankungen aus. Der Vata-Typ kann eine Schilddrüsenüberfunktion haben. Er sollte Alkohol meiden, weil dieser die Austrocknung fördert. Empfohlen werden gute Öle, auch für die Haut, Mittagsschlaf und Sonne. Der Umgang mit Kapha-Typen wirkt ausgleichend.

Auch die Astrologie hilft uns dabei, unseren eigenen Typ zu bestimmen:
Kapha-Typen sind oft in dem Element Erde geboren und haben als Sternzeichen entweder Jungfrau, Stier oder Steinbock.
Pitta-Typen gehören zum Element Feuer. Sie kommen oft als Löwe, Widder oder Schütze zur Welt.
Vata-Typen bewegen sich im Fluss des Wassers oder Windes. Ihre Sternzeichen sind häufig Fische, Krebs, Skorpion, Zwillinge, Wassermann oder Waage.

Mein persönliches Sternzeichen ist die Jungfrau, der Aszendent ist auch Jungfrau – also doppelte Erde. Kein Wunder, dass bei mir Kapha dominiert: Festigkeit, Bodenständigkeit, Ausdauer. Meine Feuerenergie (Löwe) ist auch abrufbar, ich muss jedoch immer wieder etwas dafür tun, z.B. einen Waldlauf, Bergsteigen, Yogaübungen, wenig essen.

Wie das Feuer in mir ist auch das Element Luft relativ leicht zu aktivieren. Es kann dann die Bewegungen in meinem Körper, auch sprachlich und stoffwechselbezogen, im Fluss halten.

Mangelware in mir ist das Element Wasser. Hier bieten mir meine eigenen Yogaprogramme den besten Ausgleich. Wasser ist dem Gefühl zugeordnet. Im Laufe des Lebens habe ich gelernt, alle Elemente zu einer fließenden, angenehmen Energie zu vereinen, dem Wohlbefinden. Mithilfe dieses Wohlbefindens gelingt es mir, Gefühlstiefen zu erreichen, die sogar karmische Schlacken lösen.

Es reicht bei Weitem nicht aus, sich ein Horoskop zu erstellen oder sich erklären zu lassen, ob man Vata-, Pitta- oder Kapha-Typ ist. Immer ist der Forschergeist, der sich ein Leben lang von nichts abhalten lässt, die Voraussetzung, um Ziele zu erreichen. Der Weg ist zwar das Ziel – aber es tut auch gut, Etappenziele zu erreichen.

Das Verdienst der Ayurveda-Lehre ist es vor allem, dass sie die unterschiedlichen Energietypen in den Vordergrund rückt und uns nicht weismachen will, dass eine Ernährungsweise für alle die einzig wahre ist.

Makrobiotik

Die Makrobiotik, »das große Leben«, hat ihre Wurzeln in
Japan. George Ohsawa und sein Nachfolger Mishio Kushi
sind die »Väter« dieser Ernährungslehre.
Yin und Yang bezeichnen die Energietypen – ein kosmischer
Klassiker.

Yin	Yang
dehnen	kontrahieren
heiß	kalt
weiblich	männlich
einatmen	ausatmen
süß	bitter/salzig
Entspannung	Aktivität

Die meisten Menschen bewegen sich grundsätzlich zwischen diesen beiden Energien – doch in den meisten Fällen
zu extrem. Sie pendeln zwischen Kuchen und Kaffee (extrem
Yin) auf der einen Seite und Fleisch, Eier und Salz (extrem
Yang) auf der anderen Seite. Für unsere Körperchemie aber
ist das viel zu aufwendig.

Zu empfehlen wären Lebensmittel im ausgeglichenen
Bereich, wie z. B. Getreide und Gemüse. Die Tabelle über die
genaue Yin-Yang-Wertigkeit der einzelnen Lebensmittel und
Getränke kann man sich in makrobiotischen Fachbüchern

ansehen. Wie alles braucht es seine Zeit, um einen Überblick und Erfahrung zu gewinnen, doch dann wächst der Spaß im Umgang mit dieser Lehre.

Wie bin ich selbst? Yin oder Yang? Kann ich meinen Yin-Überschuss yangisieren – oder umgekehrt? Der ganz flexible Typ braucht zum Ausgleich Yang-Übungen, die ihn in Muskeln und Nerven stabilisieren. Dem festen, angespannten Typ helfen Yin-Programme zum Ausgleich. Yin-Typen, die sich zusätzlich yinisieren, bzw. Yang-Typen, die sich zusätzlich yangisieren, fallen aus ihrem Gleichgewicht, sie leben, fühlen und denken extrem.

Diese Wissenschaft erfordert gelebtes Studium, damit man die tief greifenden Zusammenhänge in ihrer Vielfalt immer wieder neu entdeckt und erfährt. Dann allerdings kann sie in allen Lebensbereichen oder Ernährungsformen zur Anwendung kommen. Wir müssen uns keineswegs auf japanische Lebensmittel beschränken, um makrobiotisch leben zu können.

Ein sehr schwieriger, aber zum Glück sehr wirksamer Yangisierungsprozess betrifft das Zusammenziehen der Organe. Nach jeder Mahlzeit dehnen sich Magen und Darm. Überschreiten sie ein bestimmtes Maß, so entstehen hier Grundbausteine für bestimmte Symptome. Mit der Yangisierung des Bauches und seiner Organe, insbesondere des Darms, folgt auch wieder der Ausgleich. Dieser ist z. B. dadurch zu erreichen, dass ab etwa 18 Uhr keine Nahrung mehr aufgenommen wird.

Instinctotherapie nach G.C. Burger

Hier haben wir es mit einer sehr edlen Form von Ernährungs-bewusstsein zu tun. Dessen Grundprinzip heißt: Wir essen und trinken ausschließlich das, was in der Natur zu finden ist. Da gibt es ganz klar keine Milchprodukte, keine gekochte Nahrung, kein gebratenes Fleisch mit Soßen und auch keine erfundenen, gebrauten Getränke. Es gibt auch keinen Salat mit Dressing oder Gewürzen. Sehr ernüchternd, äußerst schmackhaft – und sehr heilsam.

Menschen, die es schaffen, sich nach Burger zu ernähren, haben eine besondere Ausstrahlung. Sie wirken sehr ausge-glichen und verfügen über starke Sinneskräfte. Ihre Körper sind optimal gereinigt und genährt. Eine Mahlzeit am Tag oder auch in zwei Tagen ist nicht selten und völlig ausrei-chend für sie.

Verschlackte, toxische Körper haben ständig Hunger und verlangen viel, weil sie nie wirklich das bekommen, was sie eigentlich brauchen. Je reiner die Körper sind, umso weniger Nahrung wird verlangt. Das Blut kann fließen, der Sauerstoff kommt überall reichlich dort an, wo er gebraucht wird. Das stellt zufrieden. Es wird nur Nahrung aufgenommen, die so naturbelassen wie möglich ist, mit dem vollen Prana oder Licht, der kosmischen Urnahrung.

Es gibt in der Natur keine Linsensuppe und auch keinen Salat mit Dressing. Der Geschmack des Salats wird über das Dressing definiert, und wenn das gut schmeckt, dann auch der Salat. Obwohl der Körper den Salat vielleicht gar nicht braucht, essen wir zu viel davon, weil uns das Dressing so gut schmeckt.

Erst wird durch Kochen der natürliche Geschmack entfernt und zum Schluss mit Salz usw. vorgetäuscht. Lichtkost aber braucht keine Gewürze, um gut zu schmecken. Das ist für unsere Gesundheit ein großer Segen. Wer sich so ernährt, isst niemals zu viel auf einmal. Der Körper signalisiert sehr präzise sein Genug.

Wer beginnen möchte, seinen Körper von Ablagerungen und Schlacken zu reinigen, um ihm dadurch wieder alle Proteine und Mineralien bis in jede Zelle zuzuführen, sollte sich gut vorbereiten und nichts überstürzen. Wir müssen uns auf eine längere Umstellungszeit einrichten, auf Prozesse, wie Entwöhnung von Süchten, Reinigungsvorgänge und psychische Schwierigkeiten. Es braucht Zeit, bis sich tief sitzende Ablagerungen lösen, denn diese müssen ja noch abtransportiert und letztlich ausgeschieden werden. Letzteres tut spürbar gut.

Wenn wir diese Ernährungsweise nun fortsetzen, folgen weitere Reinigungsprozesse, die für uns körperlich und psychisch sehr aufwendig sein können. Die wichtigsten Hinweise dafür, dass wir es richtig machen, signalisiert der Körper selbst. So hat es eine in Wahrnehmung geschulte Person leicht, vertrauensvoll der Sprache ihres Körpers zu lauschen. Das wertvollste Buch mit seinem Inhalt ist also der eigene Körper, dessen Sprache und Äußerungen zu verstehen wären.

Es braucht viel Zuwendung und Hingabe, wenn der Körper über längere Zeit lediglich eine Frucht- oder Gemüsesorte verlangt, bis ein deutliches Wohlbefinden zu spüren ist. Vielleicht entsteht ein wunderbares Sättigungsgefühl, oder das Verlangen nach anderen Produkten der Natur kommt auf. Und diesem Wunsch sollten wir dann auch nachgeben.

Aus eigener Erfahrung kann ich berichten, wochenlang erfolgreich von Weißkohl oder roter Beete zu leben, so lange, bis erwünschte Reinigungsvorgänge abgeschlossen sind. Dann signalisiert der Körper ein neues Verlangen, vielleicht auf Kohlenhydrate oder evtl. Fisch oder Fleisch. Einmal im Monat, vielleicht auch nur zweimal im Jahr. Ich spreche hier über meine ganz individuelle Form von Ernährung.

Der bewusste Umgang mit Nahrung

Wir sollten viel ausprobieren und uns von nichts beirren lassen, auch von keiner Wissenschaft, die jedes Jahr etwas Neues entdeckt. Unser Körper weiß schon alles. Es braucht viel Zeit, doch dann stellt sich eine Stabilität des eigenen Stoffwechsels ein. Und auch der ist wandelbar und wirft immer wieder alle erarbeiteten Regeln über den Haufen. Dann beginnen wir aufs Neue.

Jemand, der engagiert Yoga übt, bewirkt einen nicht unerheblichen Teil an Energie aus eigenen Quellen und macht sich auf diese Weise ein Stück weit unabhängig von der Energie aus Nahrungsmitteln, wie vor allem Fleisch, Fisch und Eiern, die überaus nahrhaft, aber auch übermäßig säuernd sind. Der Übende braucht nur noch solche Nahrungsmittel zu sich zu nehmen, die es ihm ermöglichen, seinen inneren Energiegewinn zu aktivieren. Dazu gehören z. B. Getreide, Obst und Gemüse.

Wir dürfen jedoch nicht glauben, dass »gesundes Essen« auch automatisch gesund macht. Mal eben schnell ein Apfel zwischendurch beim Autofahren oder aus Langeweile – auch das ist eine Art Fastfood, wenn auch nicht im gleichen Sinne wie ein Hamburger, denn Obst ist eine vitalreiche Kost, die voller Leben steckt. Tatsächlich ist aber jedes Essen, das man zu sich nimmt, ohne Hunger zu haben, überflüssig, und die

Verdauungssäfte sind nicht ohne Weiteres bereit, den unerwünschten Nachschub zu verarbeiten.

Manchen Menschen gelingt es sogar, völlig ohne Nahrung auszukommen. In dem Film *Am Anfang war das Licht*, der im Herbst 2010 in den Kinos zu sehen war, werden einige dieser Menschen vorgestellt. Die Wissenschaft kann sich nicht erklären, wie Leben ohne Nahrung funktioniert, und dennoch ist es für diejenigen, die so leben, Normalität. Beispielsweise gibt es einen Yogi, der es seit 70 Jahren schafft, nicht zu trinken und zu essen. Sein Atemfluss regt über Nervenzentren im Gehirn Hormone an, die zu einem Selbstversorgungsprozess führen. Andere wiederum trinken noch, kommen aber seit vielen Jahren ohne feste Nahrung aus.

Der Mensch müsste also nicht töten, auch keine Pflanzen, um zu leben. Damit erhebt er sich über die Tiere und beherrscht auch die Photosynthese. Den meisten von uns erscheint das unwahrscheinlich und völlig unerreichbar. Und doch geben uns die Tatsachen zu denken. Manchen Menschen kann es tatsächlich gelingen, sich in die Lichtenergie zu entwickeln. Kosmisch betrachtet sehen wir dieses Prinzip bei unserer Sonne, die Milliarden von Jahren, ohne Zufuhr von außen, ihre geballte Energie ausstrahlt.

Menschen, die ohne Nahrung leben, verfügen über eine stattliche Gesundheit. Sie sind gesünder als mit der Nahrung. Denn Essen bedeutet, aufwendige Verdauungsprozesse bewältigen zu müssen, die heutzutage kaum noch jemand richtig beherrscht. Weniger bedeutet also mehr, bis zum Schluss nichts alles ist. Diese Erkenntnisse bedeuten für die meisten

Menschen Neuland, aber auch nur deshalb, weil das Wissen noch nicht so weit verbreitet ist.

Für uns normal Sterbliche ist es zunächst wichtig, uns für eine Ernährungsform zu entscheiden. Erst einmal sollten wir lernen, Vertrauen in unsere Körperchemie zu bekommen. Wir lernen loslassen und entdecken den Gewinn, nämlich das gute Gefühl, das wir uns wünschen und das uns die Richtung weist. Wir bekommen es aber nicht, wenn wir unseren Körper ständig verwöhnen und ihn sogar stark belasten.

Es heißt, wir sollten Fisch essen, wegen der gesunden Omega-3-Fettsäuren. Und Rindfleisch sollte auf den Teller kommen, weil es doch so viel Vitamin B12 enthält. Mir stellt sich dabei die Frage: Woher bezieht der Lachs seine Omega-3-Fettsäuren, und hat er diese für uns Menschen? Wie kommt Vitamin B12 in das Rindfleisch, obwohl doch das Rind kaum anderes frisst als Gras und Heu? Immerhin ist das Rind ein stattliches Tier mit starken Knochen, festem Fell und der Fähigkeit, allen Witterungen standzuhalten.

Menschen essen zu viel Fleisch und Fisch. Die Folgen sind dramatisch, nur sehen wir es nicht. Fleisch ist ein Stück Lebenskraft, das ist richtig. Doch schnell entsteht ein Zuviel, unter dem viele leiden. Einige werden hyperaktiv, andere stumpfen ab. Das Potenz steigernde Fleisch bringt viele von uns in große Schwierigkeiten. Wohin mit der Potenz, die nicht ausgelebt werden kann? Wir können uns nicht ständig steigern. So wird alles zu seinem Zeitpunkt ins Gegenteil gelangen.

Meiner eigenen Erfahrung nach ist ein gesunder Stoffwechsel die beste Grundlage zur Verarbeitung aller Vitamine und Mineralstoffe einschließlich der Omega-3-Fettsäuren. Wir geben dem Körper etwas, und er kümmert sich um den Rest. Auch der Sauerstoffgehalt im Blut hängt davon ab und nicht von der Länge eines Dauerlaufs.

Wenn alles gut läuft, sind auch Nahrungsergänzungsmittel völlig überflüssig. Es ist äußerst angenehm, weder Hunger noch Durst zu haben, sich in einem wohligen, gemütlichen Körper zu befinden, aus dem ich ungestört meine Umwelt betrachten kann, ohne den Zwang, etwas zu verändern.

Nicht nur Vitamine und Mineralstoffe gleichen sich aus wie von selbst. Auch der Wasserbedarf regelt sich. Der Körper hat nach den Unmengen von Wasser, die wir nach den Lehrsätzen der Ernährungswissenschaftlicher eigentlich trinken sollen, die meiste Zeit gar keinen Bedarf. Aber um aus grauer Theorie eine für uns passende Praxis zu machen, müssen wir die Sprache unseres Körpers verstehen.

Der Mensch ist ans Trinken gewöhnt, und so kommt oft ein Durst auf, der keiner ist. Viele ältere Menschen dagegen verspüren oft überhaupt keinen Durst mehr. Ältere essen zu oft, und das Verlangen des Körpers nach Flüssigkeit hat gar keine Chance mehr zu entstehen. Gelänge es längere Zeit, nichts zu essen, so würde sich ein natürlicher Durst wieder einstellen.

Es ist bemerkenswert, dass unser Planet seit Milliarden Jahren mit der gleichen Menge Wasser auskommt. Niemals regnet es aus dem Kosmos auf unsere Erde. Immer regnet es das gleiche Wasser innerhalb des Systems. So ein Selbstversorgungsprogramm hat der Mensch auch in sich. Darüber lässt sich lange meditieren.

Während ich hier gerade diesen Inhalt zu Papier bringe, bekomme ich so etwas wie Hunger. Doch er gehört mit zu den Verdauungsprozessen. Ich kann das gut unterscheiden und mich darauf freuen, nichts zu mir zu nehmen. Denn in meiner Yogastunde, die ich in ein paar Minuten mit meinen Teilnehmerinnen abhalten werde, soll die Nahrung, die bereits im Blut ist, zu jeder Zelle des Körpers transportiert und vertieft werden. Ein Nachgeben würde dies verhindern und zu Komplikationen führen. So lebe ich mit meiner Energie und sie mit mir.

Von Gesundheit und Krankheit

Was macht uns krank?

S o manche Krankheit beginnt durch Unachtsamkeit und Unwissenheit. Wir haben über unsere Lebensenergie und das Wohlbefinden, die beide unsere Gesundheit ausmachen, nicht viel gelernt. Folglich können wir auch nicht in der richtigen Weise damit umgehen.

Wir wissen nicht wirklich, was wir essen und trinken sollen, wissen auch nicht, wie es sich anfühlt, satt zu sein. Die Geschmacksindustrie verdient Milliarden, und auch das ist krank. Würden wir den natürlichen Geschmack, der auf reichhaltige Vitamine und Mineralstoffe hindeutet, kennenlernen und nur so viel zu uns nehmen, wie unser Körper für seine Vitalität tatsächlich braucht, so hätte die Geschmacksmafia keine Chancen mehr. Gleichzeitig aber würde es den Menschen wesentlich besser gehen.

Stattdessen lassen wir uns von den Geschmackskompositionen der Lebensmittelindustrie betrügen. Was zählt, ist der Geschmack, nicht der Inhalt mit seinen Nährstoffen. Die Folge ist, dass sich unsere Sinne trüben, und wir sind nicht mehr in der Lage, das Richtige vom Falschen zu unterscheiden. Wir nehmen das Verkehrte zu uns und halten es für richtig. Die unerwünschten Symptome, die sich infolgedessen einstellen, bringen wir damit aber nicht in Verbindung, weil wir die Zusammenhänge nicht kennen.

Krankheit entsteht erst im Bewusstsein, dann im Verhalten und schließlich im Körper.

Irgendwann verträgt sich der Körper dann nicht mehr mit der Natur. Allergien gegen Gräser, Pollen, Insekten usw. entstehen. Dabei haben unnatürliche Stoffe das Immunsystem unseres Körpers geschwächt und unsere Unterscheidungskraft beeinträchtigt. Unsere Intelligenz lässt sich komplizierte Erklärungen einfallen, ohne dass sich an der Situation etwas ändert.

X-mal ist es mir gelungen, allergische Erscheinungen mithilfe natürlicher Lebensmittel und durch Weglassen der Chemie verschwinden zu lassen. Allerdings muss ich zugeben, dass die Allergien wieder auftauchten, wenn ich in die alten Verhaltensweisen zurückgefallen bin. Doch zum Glück konnte ich mich dann auf meine Erfahrungen besinnen und die Erscheinungen rückgängig machen.

Gesundsein heißt nicht nur, keine körperlichen Krankheiten zu haben. Dieser schon sehr hohe Energiezustand bedeutet darüber hinaus, dass auch Seele und Geist gesunden. Körperliche Gesundheit gibt Kraft in Muskeln und Organen. Seelische Gesundheit verleiht uns die Fähigkeit, mit Gefühlen und Emotionen umgehen zu können. Die höchste Stufe ist die geistige Gesundheit. Sie gibt uns die Stärke des Bewusstseins und die Klarheit des Beobachters, der in der Lage ist, das Richtige vom Falschen zu unterscheiden.

Allgemein ist bekannt: In einem gesunden Körper befindet sich ein gesunder Geist und umgekehrt, so wie es auch in der lateinischen Redewendung heißt: Mens sana in corpore sano. Das trifft auf einer bestimmten Ebene auch zu. Doch können wir auf Dauer nicht immer nur durch Körperübungen zu einem gesunden Geist gelangen, das alleine reicht nicht aus. Irgendwann einmal sollten wir auch lernen, die Fähigkeiten des Geistes so zu nutzen, dass wir zu einem gesunden Körper kommen.

Der Geist ist die höhere Autorität, und was er beschließt, wirkt sich im Körper aus.

Wir wissen so viel über den Körper und materielle Erscheinungen. Was aber ist mit dem Geist, der allmächtig und grenzenlos sein soll? Nicht nur der äußere Geist, der im Yoga

Brahman heißt, auch der innere, Atman genannt, hat geradezu unglaubliche Fähigkeiten. Der Körper könnte nie wirklich bewusst atmen, wenn der Geist nicht die entsprechenden Impulse dazu geben würde. Masse ohne Impuls ist träge, laut Newton. Praktizieren heißt, Energie in Bewegung zu versetzen und sie nicht vom Zufall abhängig zu machen, was letztlich zur Krankheit führen würde.

Natürlich gibt es auch karmische Krankheiten, z. B. wenn jemand mit einer Behinderung zur Welt kommt. Doch aus solchen Krankheiten können oft ungeahnte Kräfte erwachsen.

Wir müssen Verantwortung für unsere eigene Gesundheit übernehmen.

Viele Menschen verfügen über eine enorme Gesundheit und sind sich leider dessen nicht bewusst. Sie kennen ihre Lebensenergie überhaupt nicht und überschreiten oft massiv und für lange Zeit ihre Grenzen. Sie leben in einem unentwickelten Bewusstsein, das sich einbildet, ewig jung und gesund zu sein. Erste Krankheitserscheinungen werden nicht wirklich ernst genommen. Zuständig für die Behandlung soll allein der Arzt sein. Ohne zu wissen, was Krankheit ist und was sie uns sagen will, unternimmt man etwas dagegen.

Wenn aber die Krankheit uns wirklich beeinträchtigt, die Qual unerträglich wird, wenn wir nicht mehr länger leiden oder sogar sterben wollen, erst dann sind wir bereit, die Weichen umzustellen, in Richtung Genesung oder höheres Bewusstsein. In vielen Fällen entscheidet auch erstmal der Tod. Wenn es wenigstens damit getan wäre, der Tod also wirklich eine Lösung für uns wäre, dann müssten wir das Leben nicht unter so großem Aufwand fortsetzen.

Doch laut Inkarnationsgesetz ist das nicht so. Krankheiten sind zu durchleben, damit wir daran wachsen und den Wert der Gesundheit erkennen. Es geht nicht nur darum, keine Krankheit zu haben. Erst ganzheitliche Gesundheit auf allen Bewusstseinsebenen bringt das spirituelle Wohlbefinden hervor, das in jedem von uns angelegt ist. Das bedeutet nicht, dass wir erst sterben müssen, um dies zu erfahren. Vielmehr haben wir die Chance dazu schon zu Lebzeiten. Die Natur gibt nicht auf, uns immer wieder aufs Neue zu prüfen – so lange, bis wir die Lektion begriffen haben. Wir werden gewissermaßen zur Erleuchtung gezwungen, denn ohne sie gibt es immer wieder neue unerwünschte Schwierigkeiten.

Yoga und Erleuchtung können nicht über Krankenkasse abgerechnet werden – und doch ist die Yogaschule, oder der Yogaweg, die wahre Gesundheitsinstitution. (Fragen wir doch einmal den Dalai Lama, ob dieser uns eine Bestätigung über die letzte Meditation ausstellt, damit wir sie bei der Krankenkasse einreichen können!) Krankheit zeigt uns tatsächlich den Weg auf, den wir gehen können. Hier bietet die spirituelle Intelligenz Möglichkeiten, die richtige Richtung zu halten.

Wenn wir unter Beschwerden leiden, gehen wir zunächst einmal zum Arzt, damit der uns wieder gesund macht. Wir sind enttäuscht und frustriert, wenn das nicht gelingt. Und gerade heutzutage, mit den vielfältigen Krankheiten, die durch Stress entstehen, gelingt es leider sehr oft nicht.

Bei akuten Krankheiten können Ärzte hervorragend helfen, bei chronischen Beschwerden, deren Ursache unklar ist, sieht das anders aus. Wir sollten lernen, Experten für unser eigenes Wohlbefinden zu werden, weil wir uns selbst am besten kennen oder zumindest die Chance haben, unseren körperlichen und seelischen Bedürfnissen auf den Grund zu gehen.

Chronische Beschwerden gehören zu den Hauptgründen, warum Menschen zum Yoga finden. Sie sind enttäuscht über die Schulmedizin, die ihnen nicht helfen kann, und fühlen sich der Krankheit und den damit einhergehenden Schmerzen ausgeliefert.

Eine Teilnehmerin berichtet:

Vor einigen Jahren hatte ich große Probleme an meinem rechten Arm und der rechten Schulter. Ich war ziemlich fertig, denn trotz guter Krankengymnastik sind meine Beschwerden kaum besser geworden. Als dann mein Orthopäde sagte, ich hätte noch einen langen Weg vor mir, war ich sehr frustriert und niedergeschlagen – und habe innerhalb von Sekunden beschlossen, zu keinem Arzt oder Physiotherapeuten mehr zu gehen. Jetzt wollte ich meine Heilung selbst in die Hand nehmen. Zuerst habe ich meine Ernährung auf überwiegend Rohkost umgestellt, und dann kam ich zum Yoga. Schon nach wenigen Wochen konnte ich bemerken, dass meine Beschwerden fast vollständig verschwunden waren.

Eine andere Teilnehmerin erzählte von migräneartigen Kopfschmerzen, die oft bis zu einer Woche andauerten. Diese Kopfschmerzanfälle seien nach etwa vier Monaten Yoga wesentlich seltener geworden.

Die entscheidende Wende im Krankheitsprozess wurde in beiden Fällen von dem Entschluss eingeleitet, selbst Verantwortung zu übernehmen und wieder »Herr im eigenen Haus« zu werden.

Die Kunst des Schlafens

Auch der Schlaf ist ein Energiezustand. Obwohl der Blutkreislauf und damit auch die Atemfrequenz verlangsamt werden, sammelt der Körper im Schlaf neue Energie. Dieser Vorgang ist zunächst unbewusst und geschieht wie von selbst, zumindest im Kindesalter. In späteren Jahren lässt sich das Nervensystem nicht mehr ohne Weiteres umschalten. Ein Zuviel oder Zuwenig, beispielsweise von Arbeit oder Essen, bringt Schwierigkeiten in den Umschaltmechanismus von Sympathikus (Aktivität) zum Parasympathikus (Entspannung). Diese Unausgewogenheit können wir sehr gut durch die Yogapraxis ausgleichen. Schlaf kann aber nicht durch Übungen ersetzt werden. Übungen sind immer nur Hilfsmittel, damit das, worauf es ankommt, besser stattfinden kann. In diesem Fall wäre das die Entspannung, die uns in den Schlaf führt.

Der Umschaltmechanismus ist an die Lichtverhältnisse der Sonne geknüpft. Tagsüber, wenn um zwölf Uhr die Sonne ihren höchsten Stand erreicht hat, ist auch unsere Lebensenergie auf dem höchsten Stand. Nachts um 24 Uhr, also dann, wenn die Sonnenenergie am geringsten ist, ist auch unsere Lebensenergie auf dem niedrigsten Niveau. Ebenso schließen die meisten Blumen ihre Blüten mit der Dämmerung, senden keine Duftstoffe mehr aus und ziehen ihre Energie nach innen.

Die Glühbirne, die unsere Nacht erhellen soll, bringt zwar Licht hervor, doch leider reicht die Frequenz nicht aus, um unser Gehirn zu erreichen. So können wir nachts zwar alles sehen, doch der Energiegewinn, den uns das Sonnenlicht bringt, bleibt bei künstlichem Licht aus. Der Umschaltmechanismus zum Nachtschlaf ist gestört. Natürliche Lichtquellen, wie z. B. Kerzen, verhalten sich deutlich angenehmer.

Haben wir alle Voraussetzungen, die zu einem guten Schlaf führen sollen, erfüllt, kommt es zur wirksamsten Schlafphase, dem Tiefschlaf. Nur wenige Gedanken reichen aus, um diese Phase nicht zuzulassen. Erst wenn wir den letzten Gedanken loslassen, bewegen die Nerven den Körper in seinen erholsamen Tiefschlaf. Das Blut und damit der Sauerstoff dringt bis tief in die Kapillargefäße des Gehirns und der Organe ein, etwa die Nieren, die das Blut dadurch besser entgiften können, oder das Gehirn mit seinen Anhangdrüsen, die die Hormone bilden, die für unsere ganzheitliche Gesundheit notwendig sind. Ständige Schlafdefizite dagegen machen nervös und bringen Krankheitssymptome mit sich.

In der Tiefschlafphase führt uns die Energie in den Urzustand zurück, in dem eine gründliche Regenerierung den Körper, den Geist und die Seele von Belastung befreit. Dabei verschließt sich die Kehle leicht (Ujjay-Atmung), sodass die Urnahrung, der Atem, urgemäß durch die beiden Nadis, Ida und Pingala, in ausreichendem Maße das Gehirn versorgt. Yogis machten sich dieses Atemprinzip bewusst und schufen ein bis heute bewährtes Pranayama.

Gesunder, tiefer Schlaf führt auch zur vollständigen Verarbeitung unserer Nahrung bis hin in die Photonen, die

Lichtkörperchen, aus denen die Nahrung im Ursprung entstanden ist. Die Energie der Sonne lässt die Früchte wachsen, und unser Körper wandelt die Nahrung wieder in Lebensenergie um. Das alles geschieht wie von selbst, wenn wir es verstehen, diese Gesetzmäßigkeit zuzulassen. Alles geschieht dann »wie im Schlaf«.

Aber nicht nur Stoffe werden nachts in Energie verwandelt. Auch Situationen des Tages, Emotionen, Trauer, Freude und Leid ändern sich durch den Nachtschlaf von Energieverlust zu Energiegewinn, indem sie etwa im Traum verarbeitet werden. Ist nun von etwas zu viel vorhanden, so wirken unsere Körper-, Atem- und Meditationsübungen ausgleichend. Emotionen verbrauchen unseren Sauerstoff wie der Kurzschluss den Strom. Gelingt es uns, das Defizit auszugleichen, steht dem erholsamen Schlaf nichts mehr im Weg. All diese Zusammenhänge gehören mit in den tief greifenden Prozess der Selbsterkenntnis.

Noch ein wichtiger Faktor ist von großer Bedeutung, und der betrifft unsere Nahrung, vor allem das späte Essen am Abend. Hier reagiert zwar jeder anders, doch kein Körper möchte nachts noch Nahrung verdauen. Ist zu spät gegessen worden, so strömt ein Großteil des Blutes in die Bauchregion, d. h. Magen und Darm. Da sich nachts der Herz-Kreislauf stark verlangsamt, liegt die Nahrung zu lange im Magen oder Darm. Das Gehirn erhält in dem Fall zu wenig Sauerstoff, und auch alle anderen wichtigen Tiefen im Körper, wie z. B. die Nieren, bleiben unterversorgt.

Entscheidend aber ist, dass sich Magen und Darm nachts yangisieren (zusammenziehen) und nicht yinisieren (ausdehnen). Unser Blut sollte nachts der Vertiefung zur Verfügung stehen, nur so wirkt unsere Energie entspannend und ausgleichend. Wenn aber wichtige Schlafphasen über einen längeren Zeitraum nicht erreicht werden, führt dies höchstwahrscheinlich zu unerwünschten Symptomen. Erst sind es vielleicht »nur« Konzentrationsschwierigkeiten, später entstehen Probleme durch Spannungen und Abnutzung. Wenn Menschen Symptome haben, aber gleichzeitig behaupten, sie schliefen »wie ein Stein«, sind sie dennoch morgens nicht wirklich ausgeruht.

Schlaf mit leerem Magen bringt Sauerstoff in jede Zelle des Körpers und führt zur Erholung.

Das Beachten dieser Verhaltensregeln gehört mit zu einem höheren Yoga und geht weit über die Asanatechnik hinaus. Denn das, was nachts versäumt worden ist, kann durch kein Körperprogramm zum Ausgleich gebracht werden. Wirklich erst dann, wenn der Körper seinen erholsamen Nachtschlaf genießen konnte, werden wir auch am Tag unsere Asanas genießen können.

Eine Teilnehmerin berichtet:

Vor einigen Jahren kam ich einmal abends von einer anstrengenden Dienstreise nach Hause. Da es schon sehr spät war, ging ich sofort ins Bett – und konnte natürlich nicht schlafen, denn ich hatte einen wichtigen Programmpunkt übersprungen: die Anforderungen und die Wahrnehmungsfülle des Tages loszulassen und Körper und Geist zu entspannen.

Ohne mir dessen bewusst zu sein, war ich völlig angespannt. Ich lag frierend unter meinem dicken Federbett, und der Schlaf wollte stundenlang einfach nicht kommen.

Heute weiß ich aus Erfahrung: Wenn ich den Tag mit einem Yogaprogramm abschließe, selbst wenn es nur fünfzehn Minuten dauert, kann ich danach nicht nur schneller einschlafen, sondern auch besser schlafen.

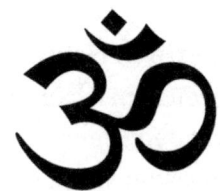

Die Intelligenz der Muskeln

Auf unserem Weg des Yoga, in diesem Fall dem Hatha-Yoga, ist es sinnvoll, sich mit der Anatomie des Körpers vertraut zu machen, also auch mit den wichtigsten Muskeln. Ihre Bezeichnungen und Namen helfen uns, sie zu lokalisieren.

Die über 650 Muskeln in unserem Körper sind nicht einfach bloße Gummibänder, sondern äußerst komplexe Einrichtungen. Da der Körper eine Ganzheit ist, steht der Muskelstoffwechsel mit dem gesamten Organismus in Verbindung. Deshalb wirken sie sich in unseren Yogaübungen auf den ganzen Körper aus. Als Stützapparat des Skeletts verfügen Muskeln über eine hohe Sensibilität für den Zustand der Gelenke und die Statik des gesamten Körpers. Ihre für uns offensichtlichsten Funktionen sind Kontraktion und Dehnung.

Kontraktion ist ein Prozess, der wie von selbst geschieht und zu Bewegung und Leichtigkeit führt. »Wie von selbst« heißt: Wir brauchen keinen zusätzlichen Druck, um uns zu bewegen. Die Leichtigkeit der Bewegung ist ein kosmisches Naturgesetz. Es hängt mit dem Gesetz der Schwerkraft zusammen, das auch die Planeten in ihren Umlaufbahnen schweben lässt. Ist aber der Stoffwechsel des Muskels gestört, fehlt ihm diese Leichtigkeit, die Kraft bedeutet, und wir kompensieren mit Druck. Dieser führt jedoch nicht in die genetische Gelenkstiefe und Beweglichkeit, die das Gelenk bräuchte, um leicht zu sein.

Knorpelgewebe wird durch die Stoffwechselfunktion der Muskeln genährt. Sind jedoch Muskeln verspannt, engen sie nicht nur die Bewegung ein, sondern behindern zusätzlich die Nährstoffversorgung des Knorpels, z. B. bei Arthrose. Oft handelt es sich dabei um eine Unausgewogenheit des Säure-Basen-Haushalts im Körper. Diese hat ihren Ursprung in unserem Bewusstsein, der Zentrale aller Nerven. Unachtsamkeit führt zur Fortsetzung derjenigen Gewohnheiten, die den Körper übersäuern. Stellen wir das Gleichgewicht wieder her, kommt langsam, manchmal auch schneller, die ursprüngliche Kontraktionsfähigkeit wieder zurück.

Der höhere Yoga verlangt das Beachten von Verhaltensregeln, mit deren Einfluss wir immer weniger aufwendige Körperprogramme üben müssten.

In der Körper-Yogapraxis bedeutet dieses Gleichgewicht: In einem Asana entspannen wir die Muskeln, die gerade kontrahieren, in ihre volle Kraft und Leichtigkeit zurück. Mit dem Einfluss der Schwerkraft bekommt der Muskel die Gelegenheit, sich von Druck und Spannung zu befreien. Die Kontraktion allein führt schon zur richtigen Bewegung, nicht aber der Druck!

Dehnung freut sich, wenn sie eine ebensolche Zuwendung von uns erfahren darf. Dehnung braucht auch kein Ziehen oder Stretchen. In einer Körperposition wird die entsprechende Muskelpartie in ihre Dehnung entlastet. Leichte Hilfen sind durchaus sinnvoll, wenn sie nicht in Druck ausarten. Was wir riskieren können und wo unsere Grenzen sind, spüren wir ganz klar am Verhalten der jeweiligen Muskeln und am Atemgeschehen. Fortgeschrittene können leicht feststellen, dass ihr Atemfluss bei Druck unregelmäßig wird.

Jede Bewegung kommt irgendwann einmal an ihre Grenze. Ist der Stoffwechsel der Muskulatur gesund, so fühlt sich diese Grenze natürlich und angenehm an. Anders als bei Arthrose z. B.: Da empfinden wir die Bewegungsgrenze, die schon viel zu früh beginnt, als schmerzhaft. Körperübungen kontrollieren den Istzustand der Muskeln und Gelenke. Doch Übersäuerung und Ablagerungen (Schlacken) können wir nicht einfach wegüben. Viel Erfolg versprechender ist es, wenn wir die Verhaltensregeln beachten.

Jeder Muskel im Körper verfügt über eine genetische Position und Form. Die Energie, die damit in Verbindung steht, überträgt sich auf das Gelenk. Außerdem verbessert sich der Stoffwechsel des Knorpels. Wollen wir diese Dinge beachten und wirksam werden lassen, ist ein spirituelles Bewusstsein hilfreich. Denn es reicht nicht aus, Verhaltensregeln von anderen zu übernehmen. Vielmehr sollten wir versuchen, selbst herauszufinden, wie unser individueller Stoffwechsel tatsächlich beschaffen ist, und uns dazu auf einen intensiven Forschungsprozess in eigener Sache einlassen.

Wir brauchen Vertrauen und Forschergeist, die Zusammenhänge unseres eigenen Stoffwechsels zu ergründen, und da sind erstaunliche Dinge möglich. Nahrung soll schließlich in Energie und nicht in Spannung und Schlacke verarbeitet werden. Sehr wirksam ist hier die Kunst des Weglassens. Wir wollen nur weglassen, was uns schon längere Zeit nicht mehr bekommt, und Dinge zu uns nehmen, die der Körper letztlich braucht.

Ein Stoffwechsel findet nicht nur körperlich statt, sondern auch auf emotionaler und geistiger Ebene. Sorgen und Probleme, die nicht verarbeitet werden, übertragen sich sehr präzise auf den Körper und damit auch auf Muskeln und Gelenke.

Muskeln werden unter dem Einfluss von Adrenalin aktiv. Das Adrenalin erfährt in unserer »Sofortness«-Gesellschaft eine Überbetonung: Es ist die Droge unserer Zeit! Man hat größte Schwierigkeiten umzuschalten, damit sich das Hormon mit der ausgleichenden Wirkung, d.h. das Cortison, bilden kann. Der Adrenalinüberschuss hält die Muskeln in Bereitschaft auch dann, wenn sie dies gar nicht mehr sein müssten. Diese Dauerspannung tut unseren Muskeln nicht gut.

In einem Yogaprogramm soll nicht noch mehr Adrenalin erzeugt werden, sondern wir möchten uns von diesem Überschuss befreien.

All diese Kenntnisse entstehen durch langjährige Übung. Dann allerdings verfügen wir über eine enorme Selbsterfahrung, die unser höchstes Gut darstellt. Statt zu warten, was das Schicksal mit uns macht, nehmen wir das Schicksal in die Hand. Statt Zeit vergehen zu lassen, lassen wir Zeit entstehen:

Energie = Zeit + Raum

Diese Bemühungen wirken vitalisierend auf unsere Nerven und damit auch auf unsere Muskeln und letztlich das ganze System. Wir wollen immer wieder bedenken: Richtiges Üben führt zum Energiegewinn. Der ruhige, ungestörte Geist übt die volle Zuwendung und Hingabe aus.

Lebensenergie braucht unsere ungeteilte Zuwendung!

Sucht und Sehnsucht

Wohlbefinden ist ein seltener Zustand, in den wir uns aber voll und ganz fallen lassen können, wenn er – zumindest teilweise – aus uns heraus und in uns selbst entsteht. Sucht sucht nach Identifikation mit unserem inneren Selbst, sucht nach Einklang, Gemütlichkeit ohne Reue und will Nebenwirkungen vermeiden.

Das, was wir täglich und sogar ein Leben lang suchen, ist unser Wohlbefinden.

Trägt uns in der Kindheit noch die unbewusste Vollkommenheit, so entwickeln wir uns nach dem Ende der Kinderzeit unbemerkt in die Unvollkommenheit oder lassen uns verwickeln. Gleichzeitig beginnen wir, oft unbewusst, den Urzustand der Vollkommenheit wieder zu suchen.

All jene, die uns erzogen haben, waren selbst auf der Suche und sind es teilweise heute noch. So hatten wir wenig Gelegenheit, von ihnen etwas über dieses existenzielle Thema zu lernen. Denn nur wer wirklich gefunden hat, kann auch lehren.

Und so haben wir uns in Süchte gestürzt, in denen wir nichts von dem finden können, was wir wirklich suchen. Wir gerieten in den Sog der unterschiedlichsten Abhängigkeiten, die uns überhaupt nicht guttaten. Das müssen keine so offensichtlichen Suchtmittel wie Drogen sein – auch Geltungssucht, Habsucht oder Arbeitssucht, die in der Gesellschaft sogar noch Ansehen genießen, schaden uns langfristig. Das Fatale ist, dass wir unsere Süchte oft gar nicht erkennen. Was Drogen betrifft weiß jeder um ihre Wirkung und die starken Nebenwirkungen. Doch für den Moment, sich zumindest vorübergehend einmal richtig fallen lassen zu können, in eine Art Nirwana abzuheben oder ein Gefühl der Stärke zu bekommen, riskieren viele diesen Wahnsinn.

Eine Droge bringt auf unterschiedliche Weisen exakt die Lebensenergie in Bewegung, die auch durch Körper- und Atemübungen bewegt wird. Es gibt nur diese eine! Drogen regen entweder den Kreislauf an, verbessern die Nervenfunktionen, oder die Hormone führen zu einem vorübergehenden Glückszustand. Dem Abhängigen ist nicht klar, dass er auch völlig ohne Drogen und Stimulanzien in einen Zustand gelangen kann, der sogar noch schöner und befreiender ist, weil sich dabei keine grausamen Nebenwirkungen einstellen.

Neben der Drogensucht gibt es, wie bereits oben erwähnt, unzählige andere Abhängigkeiten, die gar nicht als Süchte gesehen werden, und diese betreffen viele von uns. Ein Zuviel an Alkohol, Tabletten, Nikotin, Kaffee, Schwarztee, Zucker, Käse, Fleisch, Sex, zwanghafter Selbstdarstellung – all das macht uns auf lange Sicht schwach.

Wir können also schließen: Übungen, die wir mit Bewusstheit, mit Zuwendung und Hingabe praktizieren, sodass auch tatsächlich ein inneres Wohlbefinden entstehen kann, solche Übungen bauen Süchte ab. So habe ich es am eigenen Leib erfahren. Keine Drogensucht oder dergleichen, doch es gab Abhängigkeiten, die wie von selbst wegfielen. Auf diese Weise können wir die Dinge um ihrer selbst willen tun, etwa ein Talent ausüben, weil es uns Freude bereitet, aber nicht, weil wir es unbedingt brauchen, um uns gut zu fühlen. So könnte ich zum Beispiel in einer Rockband spielen, weil ich Freude an Rhythmus und Musik habe und nicht, um cool und anerkannt zu sein. Damit habe ich die Wahl: Ich kann mich kreativ ausdrücken, aber ich muss es nicht tun.

In meinem Yogaprogramm habe ich einen so angenehmen Ausgleich erfahren, fühlte mich so erfüllt, dass kein weiterer Ausdruck mehr erforderlich war. Damit fand ich, was ich so sehr gesucht hatte. Dies war für mich ein wesentlicher Schritt in Richtung bewusste Vollkommenheit, der mein Selbstwertgefühl verbesserte.

In enger Verbindung mit der Sucht steht die Sehnsucht. Sehnsucht bedeutet immer, dass wir von etwas oder jemand getrennt sind, mit dem wir uns aber auf besondere Weise verbunden fühlen. Die Person oder der Gegenstand unserer Sehnsucht repräsentiert einen Teil unseres inneren Selbst, wichtige Persönlichkeitszüge, die nicht gelebt werden durften und sogar in Vergessenheit geraten sind. Letztlich haben wir Sehnsucht nach uns selbst.

Eine Teilnehmerin berichtet:

Als junge Frau verliebte ich mich ständig in andere Menschen – eine problematische Situation, da ich verheiratet war und Kinder hatte. Die Objekte meiner Sehnsucht stellten, wie ich nach vielen Jahren herausfand, immer einen Teil meiner selbst dar, der durch strenge Erziehung und andere Lebensumstände keine Gelegenheit bekommen hatte, sich zu entfalten. Und erst, als ich zu mir selbst fand und die unterschiedlichen Facetten meiner Persönlichkeit in meinem Leben wirksam werden durften, war auch das ständige Gefühl der Sehnsucht verschwunden.

Früher sehnte ich mich auch immer weg, hatte immer Sehnsucht nach etwas ganz anderem. Heute bin ich viel zufriedener dort, wo ich bin, und mit dem, was da ist. Ich verreise immer noch gern und genieße neue Landschaften und Begegnungen, aber es ist nicht mehr die Sehnsucht, die mich treibt. All das Schöne, das ich erleben darf, erfüllt mich mit Freude und Dankbarkeit, aber dann kann ich auch wieder nach Hause fahren und mich dort wohl fühlen. Denn ich muss nicht mehr einen Teil von mir zurücklassen. Ich bleibe immer bei mir.

Alles Schicksal?

Dharma löst Karma

Befassen wir uns mit der klassischen Inkarnationslehre, so können wir daraus entnehmen, dass wir unser Karma selbst bewirken und bewirkt haben. Ungelöste Belastungen, die wir mit in den Tod nehmen, sind keineswegs gleich mitgestorben. In der folgenden Wiedergeburt präsentiert sich das Karma in uns erneut und wartet auf seine Erlösung.

Es ist also etwas sehr Hartnäckiges, das sich durch nichts blenden lässt. Vielmehr fordert das Karma den Spiegel der Wahrhaftigkeit, in den wir mit unserer vollen Erkenntnisbereitschaft schauen sollten, um es dadurch etappenweise zu lösen. Diese Bereitschaft lässt sich durch Übung erlernen. Dazu ist aber ein spiritueller Geist erforderlich, der leider bei vielen Menschen Mangelware ist. Den materiellen Geist hingegen gibt es im Übermaß. Nicht jeder materielle Geist lässt sich in einen spirituellen Geist wandeln. Auch das bloße Wissen über Karma reicht nicht aus, um es zu wandeln.

Gemäß der Lehre der Wiedergeburt sucht sich die sogenannte Seele das potenzielle Elternpaar sehr gezielt aus, einmal, um als Mensch wiedergeboren zu werden, und zum anderen, um exakt das Karma wiederzubekommen, das im vorhergehenden Leben bestand. Jetzt könnte man sagen, die Schwierigkeiten seien in jedem Fall vererbt. Das stimmt auf genetischer Ebene auch. Doch nach der Lehre der Wiedergeburt haben wir unser Karma selbst gewählt. Das ist der Unterschied, und diesbezüglich ist das Loslassen der leidvollen Spannungen auch ausschließlich durch uns selbst möglich.

Karma ist das »Päckchen«, das auf uns lastet, wie es in der Redensart »Jeder hat sein Päckchen zu tragen« heißt. Karma wird erworben oder tatsächlich vererbt. Bei jeder neuen Geburt liegt es mit in der Wiege – sofern wir es noch nicht bewältigt haben. Karma entsteht durch Unwissenheit oder durch mangelnde Unterscheidungskraft.

Ein Beispiel: Wir halten das Falsche für richtig, handeln dann auf eine bestimmte Art und Weise, in dem Glauben, das Richtige zu tun – und doch ist es das Verkehrte. Diese Verhaltensweise ist sehr menschlich und weit verbreitet. Nun pflegen wir diese falschen Verhaltensmuster und lassen sie zur Gewohnheit werden bis zur Prägung. Das wiederum bedeutet, sich so sehr an ein solches Muster gewöhnt zu haben, dass wir es nicht mehr wahrnehmen – obwohl es uns nicht guttut! Aber trotzdem ist es da und reift langsam. Wenn wir das Verhalten lange Zeit fortsetzen, wird es ein Teil von uns, der sich schließlich in unseren Genen ausprägt und auf diese Weise an unsere Nachkommen weitervererbt wird.

Auch im Wissenschaftszweig Epigenetik wurde herausgefunden, dass Gene nicht starr und unveränderbar sind. Bei vielen Genen hängt es von unserer Lebensweise und unseren Lebensumständen ab, ob sie wirksam werden oder nicht. Man muss sich das so vorstellen, dass die Gene kleine Anhängsel in Form von Proteinen besitzen, die wie Schalter wirken und ein Gen an- oder abschalten können. Auf diese Weise werden die Gene ständig reguliert. An die nächste Generation vererbt werden nicht nur die Gene selbst, sondern die gesamte Genstruktur – und die kann im ungünstigen Fall unser Karma werden. Das heißt aber auch, dass wir nicht einfach Opfer unserer Gene sind, sondern mit unserer eigenen Lebensweise selbst auf sie einwirken können.

Dharma löst Karma.

Hier kommt das Dharma ins Spiel. Das Sanskrit-Wort Dharma ist ein zentraler Begriff sowohl im Hinduismus als auch im Buddhismus und bedeutet unter anderem Ordnung, Bestimmung. Der Mensch unterliegt einer kosmischen Ordnung, in der seine Bestimmung, seine Lebensaufgabe enthalten ist.

Schon in der allerersten Zelle ist der Bauplan für unsere Entwicklung enthalten. Die körperliche Entwicklung geschieht mehr oder minder von selbst. Aber wie sieht es mit unserer geistig-seelischen Entwicklung aus? Vom ersten Atemzug an unterliegen wir unendlich vielen Einflüssen. Wie sollen wir da herausfinden, was unsere Bestimmung ist?

Tatsächlich ist dies nicht selten ein lebenslanger Prozess. Beständiges und achtsames Üben ermöglicht uns, uns sozusagen selbst auf die Spur zu kommen, immer besser unterscheiden zu lernen: Was gehört zu mir? Was brauche ich wirklich? Welchen Schritt kann ich als nächsten gehen? Und dann herausfinden: Wie bringe ich das, was meine Individualität ausmacht, am besten zum Ausdruck? Auf diese Weise bildet sich unsere innere Ordnung, zumindest teilweise, und wir lösen uns vom Karma. Dieser Vorgang ist jedoch oft ein langer Weg, der nicht selten unüberwindbar erscheint.

Zum individuellen Karma hinzu kommt so etwas wie ein »Massenkarma«, das eine große Gruppe von Menschen betrifft, so wie im Falle der beiden Weltkriege ganze Länder oder Kontinente. Während eines Kriegszustands oder bei einer Katastrophe gibt es oft nicht viele Möglichkeiten, denn es geht um die reine Existenz, das tägliche Leben und Überleben. In einem solchen Ausnahmezustand rückt die Frage der persönlichen Bestimmung vollkommen in den Hintergrund. Es ist schon eine höhere Fügung, lang anhaltende gute Zeiten erleben zu dürfen. Wenn man gut genährt ist, viele Bildungs- und Erfahrungsmöglichkeiten und ausreichend Zeit hat, kann man gut nach seinem Dharma »Ausschau halten«.

Manchem fällt das Dharma in den Schoß wie ein reifer Apfel und kann alsbald gelebt werden. Wenn wir mit großer Klarheit erkennen, dass wir unser Dharma gefunden haben, dann wird aus unserem Beruf eine Berufung. Wenn dann Schwierigkeiten auftreten, bringen wir eine große Bereitschaft mit, sie zu meistern. Andere wiederum brauchen mehr Zeit, das Richtige für sich zu finden. Doch mit innerem Vertrauen ist es auch möglich, sich zunächst mit einem Halb-Dharma zu trösten. Durch unsere Yogapraxis verbessern wir aber kontinuierlich den Zustand unseres Körpers und seiner Nerven und bringen uns somit selbst in Richtung unserer Bestimmung.

Unser Schwingungsfeld strahlt mehr und mehr aus, was wir wirklich sind.

Folglich entsteht die Chance, das anzuziehen, was wir brauchen, um eine wohltuende Entwicklung zu nehmen. Ähnlich einer Blüte, die ihren Duft aussendet, um die Bienen für ihre Befruchtung anzulocken. Auf diese Weise wächst die Ungeduld mit unserem Halb-Dharma, während das vollkommene Dharma in immer größere Nähe rückt. Es wird immer transparenter, und unser geübter Beobachter erkennt und erspürt, was nun besser zu ihm passt als zuvor.

In diesem Moment beginnen wir, uns mit unserem wahren Selbst zu identifizieren. Wir wissen ganz einfach, dass das, was jetzt da ist oder passiert, so sein soll und dass es für uns gut und richtig ist. Wir öffnen uns unserem Dharma mit Bereitschaft und Freude für die nächsten Handlungen und Taten, oft ein Leben lang.

Lebe deinen Tod

Der Tod ist ein Energiezustand – ebenso wie das Leben. Während wir die Geburt der materiellen Welt zuordnen, so stellt der Tod den spirituellen Aspekt dar. Der Tod steht am Ende eines jeden sichtbaren Lebens, aber er ist nicht das unwiderrufliche Ende, sondern ein Übergang in eine andere Seinsform.

Das gleiche Prinzip wirkt im Kosmos: Sterne werden geboren, Sterne sterben, neue Sterne beginnen ihre kosmische Existenz. Und auf der Erde kommen Menschen zur Welt, Menschen gehen wieder, neue Menschen werden geboren. Materielle Dinge kommen und gehen und werden wieder in ihre Bestandteile zerlegt. Ein ewiger Kreislauf.

Was aber von uns bleibt, ist der Geist.

Wir können uns den Geist als eine Schwingung vorstellen – nicht sichtbar, aber wirksam. Schon zu Lebzeiten sollten wir uns mit dem Geist und dem, was er bewirken kann, vertraut machen, dann kennen wir ihn im Augenblick des Todes. Auch den Tod sollten wir kennenlernen, damit wir, wenn es darauf ankommt, mit ihm umgehen können. Natürlich kann ich nicht als junger Mensch alt sterben, um den letztendlichen Tod zu erfahren. Damit würde mir ja auch die Möglichkeit genommen, mehr über ihn herauszufinden.

Solange ich aber lebe und bei klarem Bewusstsein bin, kann ich das Prinzip des Sterbens geradezu lernen!

Der Tod ist vergleichbar mit einer Prüfung.

Wir haben ein Leben lang Gelegenheit, uns auf diese Prüfung gut vorzubereiten. Das ist vergleichbar mit einer beliebigen Prüfung, wie wir sie aus dem Alltag kennen. Es gibt einen Prüfungstermin, wir kennen die Prüfungsbedingungen, und wir bereiten uns auf die Prüfung vor, indem wir lernen. Ich kann also schon als Student oder Lehrling über die anstehende Prüfungssituation reflektieren. Einigen wird die Prüfung leichtfallen, auch deshalb, weil der Beruf ihr Dharma oder ihre Bestimmung ist. Sie können sich in Kürze einen Gesamtüberblick zu ihren Prüfungsthemen verschaffen und sich alles nötige Wissen erarbeiten. So können sie gewiss sein, dass sie die Prüfung bestehen werden.

Andere wiederum haben großen Zweifel, obwohl das gar nicht nötig wäre, doch Ängste behindern die Fähigkeiten des Lernenden. Der Prüfungstermin aber bleibt eine bestehende Tatsache und rückt immer näher. So manchem fällt die Prüfung dann sehr schwer, und er schafft sie nur mit großer Anstrengung und Überwindung.

Ebenso wie ein solcher Prüfungstermin rückt auch der Tod mit jedem Tag näher. Wenn ich unvorbereitet bin, ist der Geist orientierungslos wie ein welkes Blatt im Wind. So, als würde man geboren, und es sind keine Eltern da. Dann weiß man nicht, wohin es geht. Wie aber kann ich mich auf diesen unvermeidlichen Moment vorbereiten, sodass die Angst davor womöglich vollständig verschwindet? Rein intellektuell könnten wir sagen, der Tod sei ein völlig natürlicher Vorgang, der wie eine Geburt nur zu unserer Weiterentwicklung beiträgt. Doch eine solche intellektuelle Erkenntnis ist wenig hilfreich, wenn uns Ängste, Zweifel, Befürchtungen und Spekulationen, oft im Unterbewusstsein, weiter begleiten.

Eine gewisse Vorbereitung auf den Tod findet unbewusst in jedem von uns statt. Allein dadurch, dass unsere Körper ganz einfach älter und immer schwächer werden. Für viele Menschen ist das der normale Ablauf. Solange das Leben ohne Probleme verläuft, gibt es auch keine besondere Veranlassung, es noch besser zu machen. Alles soll so bleiben, wie es ist, und man wünscht sich Gesundheit und ein langes Leben.

Solange es dem Menschen, gut geht, gibt es für ihn keinen Grund, etwas zu ändern oder womöglich noch spirituell zu werden. Eine Spiritualität, die uns helfen würde, unsere Egostruktur zu erkennen und die große Wandlung von materiell zu spirituell zu vollziehen. So aber läuft alles im gutbürgerlichen Stil, auch der Tod. Und mit der Spende im Klingelbeutel wird vorher noch das Gewissen beruhigt.

Es ist immer das Leid, das den Menschen darauf aufmerksam macht, wie wertvoll das Leben ist.

Wir brauchen das Leben nicht, um es einfach vergehen zu lassen. Vielmehr brauchen wir es, um zu verstehen und zu erfahren, und diese Möglichkeit haben wir ganz besonders in leidvollen Situationen.

Wie oft hören wir den Ausspruch: »Ach, wie schnell ist doch die Zeit vergangen!« Das hört sich immer ein wenig traurig an, so als wäre etwas nicht gelebt worden. Ein ruhiger Geist hat dagegen die nötige Zeit, gelassen zu sein und Dinge zu bewirken, die in der Unruhe nicht gedeihen. Ein unruhiger Geist hat nie Zeit, während der ruhige Geist die Zeit wieder zurückgewinnen kann.

Der spirituelle Geist schafft es, die Wogen der inneren Unruhen zu glätten und unversehrt ans Ufer zu kommen. Ich meine damit auch das Ufer des berüchtigten Jordans, über den wir alle gehen müssen.

Der Tod ist das große Loslassen.

Eine bedeutende Meditationslehrerin hat mir eine wesentliche und prägende Grundlage vermittelt: Meditation heißt sterben lernen – oder auch loslassen, was ja im Yoga unerlässlich ist. Das ganze Leben fließt, wenn wir loslassen können. Es beginnt mit dem Abnabeln zum Zeitpunkt unserer Geburt und unserem ersten Einatmen. Unzählige Atemzüge ermöglichen unser Dasein, bis das Leben mit einem letzten Ausatmen endet. Und Ausatmen heißt Loslassen.

Mahatma Gandhi hat gesagt, man müsse täglich bereit sein zu sterben. Er ist jeden Tag in seinen Meditationen

»gestorben« – und war deshalb den außergewöhnlichen Anforderungen seines Lebens gut gewachsen.

Für den befreienden Aspekt des Loslassens gibt es viele Beispiele: Unserem Stoffwechsel geht es gut, wenn wir täglich gut loslassen können. Es ist gut, alte Vorstellungen loszulassen. Auch unsere Kinder sollten wir immer mehr loslassen, bis sie schließlich ein unabhängiges Leben führen können. Und eines Tages müssen wir unsere eigenen Eltern loslassen. Eine bittere Erfahrung für jeden, und doch führt sie uns immer näher zu unseren inneren Energiequellen.

Solange die Eltern noch leben, ist ein emotionaler Halt da. Sie sind vertraute, jedoch äußere Quellen. Wenn ich erwachsen werde, nabele ich mich zunächst materiell ab, das heißt räumlich und finanziell, und weiter Schritt für Schritt. Der Tod der Eltern kann einen bedeutenden Schub in dieser Entwicklung bewirken. Die Reaktivierung der Psyche, die dann einsetzt, dient dem Finden der inneren Energiequellen. Denn jetzt muss ich meine Kraft in mir selbst finden, und das gelingt mir umso eher, je besser ich mich selbst kenne.

So hat der Tod der Eltern letztlich zwei Aspekte: Wir trauern um den Verlust, und gleichzeitig gewinnen wir eine größere Selbstständigkeit und werden von äußeren Quellen unabhängiger. Irgendwann werden wir dann selbst die Quelle sein.

Trauer wird erträglich und sinnvoll, wenn wir diesen emotionalen inneren Vorgang zulassen können. Wir lassen ihn solange zu, bis wir einen deutlichen Wandel spüren, der sich wie von selbst einstellt. Erst dann haben wir diese Emotionen gut verarbeitet. Ist der Beobachter in uns schon geübt, erreicht er einen Wandel bereits mit dem Beginn der inneren Auseinandersetzung. Die Aufmerksamkeit, die ich meinen inneren Vorgängen entgegenbringe, ist eine wichtige Zuwendung. Ungeübte brauchen etwas mehr Zeit, doch auch dort wird sich eine Reaktion zeigen. Unser Inneres registriert diese Zuwendung sehr genau.

Wir können uns auch im Alltag beobachten, wie wir selbst mit unserer Situation von Moment zu Moment umgehen: ob wir vor unserer Trauer und den damit verbundenen Gefühlen flüchten, ob wir ausweichen oder kompensieren oder ob die nächste Handlung im Sinne des Wandels steht und ihn unterstützt, statt ihn zu verhindern. Suchen wir vielleicht ständige Ablenkung, um uns selbst nicht begegnen zu müssen? Oder versuchen wir mit Essen eine bessere Stimmung zu erreichen? Tatsache ist, dass unser Körper in Wandelphasen wenig Nahrung braucht.

Es ist gut, wenn wir uns immer wieder vom Alltag zurückziehen können, um uns konzentriert, meditativ und mit noch mehr Hingabe der Trauer zu widmen. Als große Hilfe wirkt der entspannte Atemfluss, unser ständiger Begleiter. Diese Urkraft hilft uns, die Trauer in ihrem vollen Ausmaß anschauen zu können. Darin liegt die Entlastung oder der Wandel. Gleichzeitig kann uns die enorme Intelligenz, die unser Urgeist ausstrahlt, aufs Neue bewusst werden. Der Urgeist oder Beobachter fügt zusammen, was zusammengehört, und wirft hinaus, was nicht hineingehört – ein geistig-seelischer Stoffwechsel.

Solche Konfrontationen mit ihrem Inneren sind für viele Menschen sehr schwierig. Dass sie sich in so einer Situation gerne ablenken lassen, ist verständlich – löst aber das Problem nicht. Andere Menschen können uns trösten und stützen, aber die Trauerarbeit, die Auseinandersetzung in uns selbst, müssen wir allein bewältigen.

Loslassen findet auf allen Ebenen statt. Auf der geistig-seelischen Ebene lassen wir durch bewusste Trauer los, oder wir verarbeiten unsere Vergangenheit, von unmittelbar zurückliegenden Zeiten bis zur Kindheit und weiter bis zum Karma, das über Generationen weitergegeben worden ist. Auch unser Körper lässt los, wenn er die Nahrung verarbeitet, um sie in Energie umzuwandeln.

Auf der spirituellen Ebene sind wir selbst für unser Schicksal verantwortlich, also auch für das Loslassen ererbter Schwierigkeiten und somit auch für deren Auflösung. Niemand auf der Welt kann uns diese Auflösung abnehmen, das müssen wir selbst schaffen. Das allein klar zu erkennen, wirkt schon befreiend. Denn dann muss ich nicht länger nach einem Erlöser suchen.

Indem wir zu Lebzeiten loslassen lernen, bereiten wir uns auf das letzte Loslassen vor, den Tod.

In Bezug auf den ureigenen individuellen Tod trägt das Loslassen zu Lebzeiten erheblich zur Verbesserung unseres Gesundheitszustands bei und erleichtert das letzte Loslassen in unserem irdischen Leben. Zumindest wird deutlich, dass Ängste verschwinden und sich die Lebensqualität verbessert.

Der von Angst befreite Geist ist in der Lage, Informationen über den Tod zu bekommen. Es reicht keineswegs aus, sich die Ängste von jemand anders nehmen zu lassen, denn die individuelle Selbsterkenntnis hat eine viel stärkere Wirkung. Also ist ein bewusstes Leben die beste Vorbereitung auf diese ganz besondere abenteuerliche Prüfung.

Unser Körper kennt sich mit Geburt, dem Leben und dem Tod gut aus. Ein klarer Geist in einem gesunden Körper hat sogar die Möglichkeit, den Zeitpunkt des Todes vorauszusehen. Schließlich verfügt der Geist nicht nur über Erinnerungsvermögen, sondern auch das Voraussehen gehört zu seinen Fähigkeiten. So gab z. B. der indische Yogameister Yogananda sein Mahasamadhi, den bewussten Ausstieg aus dem Körper, schon Monate im Voraus auf die Minute genau bekannt. Ein unkonditionierter Geist hat also Möglichkeiten, den eigenen Tod vorauszuspüren und sich folglich danach zu verhalten. Unsere Körper kennen sich mit dem Sterben gut aus. Daher ist es für uns sinnvoll und wichtig, dass wir die Informationen des Körpers wahrnehmen, um uns seiner unwiderruflichen Autorität in Frieden zu fügen.

Zum Zeitpunkt des Todes entlädt sich die Vergangenheit und läuft wie ein Film vor dem inneren spirituellen Auge ab. Der Geist muss sich dieser Lebensbilanz unterziehen, gleichsam einem »Jüngsten Gericht« auf individueller Ebene. Ist ein sterbender Körper jedoch nicht geläutert und noch mit vielen Altlasten behaftet, kann es beim Loslassen des Lebens zu erheblichen und unangenehmen Schwierigkeiten kommen, etwa Schmerzen, starken Ängsten oder Abwehr.

PSI-Forscher haben die These aufgestellt, dass Seelen von stark belasteten Menschen nach dem Ableben nur mit großen Problemen und erst nach langer Zeit aus dem Leichnam entweichen. Seelen von gereinigten, unbelasteten Menschen dagegen entweichen in relativer Kürze.

Buddha befreite sich schon zu Lebzeiten von seinen inneren geistig-seelischen Konditionierungen, und das schenkte ihm ein neues Leben. Jede Meditation, auch Körperprogramme, wenn sie meditativ ausgeübt werden, lösen in uns ein kleines »Jüngstes Gericht« aus, eine Entladung der tiefsten Psyche. Solche Reinigungsprozesse gehören mit zu den Vorbereitungen auf den Tod. In einem Menschen, dessen Seele frei von Belastungen ist, bewegt sich die ganzheitliche Lebensenergie bis zur vollkommenen Befreiung. Laut Inkarnationsgesetz ist eine Wiedergeburt dann nicht mehr erforderlich.

Der Tod ist der Übergang zu neuem Leben.

Für Yogaübungen, die uns zu neuer Lebensenergie führen sollen, ist das Loslassen bedingungslose Voraussetzung. Wir sterben einen kleinen Tod – und der Tod ist der Übergang zu neuem Leben. Viele Menschen haben Schwierigkeiten loszulassen und sammeln vieles an: Erinnerungen, Dinge, die man einmal glaubte zu brauchen, sogar Immobilien oder einfach nur den Staub in der Wohnung. Auch werden Emotionen gesammelt, die für uns mit schönen oder unangenehmen Situationen verbunden sind, und wir halten oft an ihnen fest.

Im Laufe des Lebens entdecken wir, dass alles Materielle auch spirituell in uns selbst existiert. Der schönste Urlaubsort bildet sich in mir, wenn mein Geist es versteht, seine ureigene Energie in Bewegung zu setzen. Solange der Mensch noch keinen Zugang nach innen geknüpft hat, nimmt das Anhaften an materiellen Dingen zu. Die Unkenntnis, die Unfähigkeit oder auch der Mangel werden mit materiellen Gütern kompensiert. Wir glauben dann, dass es uns umso besser geht, je mehr wir besitzen. Diese Einstellung kann in einem Besitzwahn gipfeln, der bald nur noch mit Alkohol oder Medikamenten zu ertragen ist.

Auch Freunde oder Partner werden festgehalten und bis zur Qual mit etwas, das für Liebe gehalten wird, erstickt. Oft aus mangelndem Selbstwertgefühl, mit erdrückender Eifersucht und aus der Angst heraus, den Partner zu verlieren. Auf diesem Gebiet ist die Palette der Möglichkeiten besonders reichhaltig.

Tod ist Befreiung, nicht nur die endgültige Befreiung am Ende des Lebens, sondern auch die vielen kleinen Tode im Laufe unseres Lebens. Hier lassen wir los, was einmal eng mit uns verbunden war, zur gegenwärtigen Lebensphase aber nicht mehr passt. Das können Überzeugungen sein, berufliche Ambitionen oder materielle Dinge. Oder wir lassen unsere erwachsen gewordenen Kinder los, die nun auch ihren Weg gehen wollen.

Wir werden in zunehmendem Maße spirituell – eine Vorbereitung auf den Übergang in eine nichtmaterielle Existenz.

Jeder Körper ist vergänglich, auch der eines Erleuchteten. Erleuchtet sein heißt, unabhängig von materiellen Dingen zu sein, also auch vom Körper. Der Geist dagegen ist nicht nur etwas Konstantes, er ist zugleich auch Schöpfer materieller Dinge. Denn wenn der Geist tatsächlich Schöpfer der Materie ist, so hat er alle Möglichkeiten, damit umzugehen: nicht nur Materie ins Leben zu rufen, sondern diese auch sorgfältig wieder zu entsorgen oder in ganz neue Formen und Funktionen umzuwandeln. Praktisch bedeutet das für uns zu lernen, den Geist nicht nur für das Ansammeln von Wissen zu nutzen, sondern eben auch für das Umwandeln emotionaler Zustände. Wir warten nicht mehr auf den Wandel, sondern führen ihn selbst herbei.

Etwas in uns ist ewig. Und das zu erfahren, macht uns frei von Ängsten. Unser Körper kann gehen, wie eine Gewohnheit. Er ist eine Ausdrucksform des Geistes, aber dieser kann auch ohne den Körper weiter bestehen.

Vielleicht kann man sich den Tod wie einen Tausch vorstellen, d. h. ich tausche eine Seinsform gegen eine andere aus. Solange ich denke, der Tod ist begrenzend, grausam und schmerzhaft, so lange will ich nicht gehen, nicht tauschen. Der Tausch fällt mir dann leicht, wenn ich überzeugt bin, dass etwas Besseres mich erwartet. Im Kosmos ist ein Zustand von unermesslichem Wohlbefinden eingerichtet, genauso wie in uns selbst. Diesen Zustand haben wir aber noch nicht erlangt, solange wir den Tod fürchten. Und wir können die Furcht ablegen, indem uns bewusst wird, wie genial unser Geist mit seinen kreativen Schöpfungsmöglichkeiten sein kann und es tatsächlich ist.

Wiedergeburt – oder nicht

Ein Schüler fragt seinen spirituellen Lehrer: »Wie oft muss ich denn noch wiedergeboren werden?«

Der Lehrer erwidert: »Du musst so oft wiedergeboren werden, wie Blätter am Baum sind.«

»So oft?«, fragt der Schüler unwillig.

Darauf der Lehrer: »Und nun musst du so oft wiedergeboren werden, wie Sandkörner am Strand liegen.«

Ein zweiter Schüler will dasselbe wissen: »Und ich, wie oft werde ich noch wiedergeboren?«

»Auch du wirst so oft wiedergeboren, wie Sandkörner am Strand liegen«, antwortet der Lehrer.

Der Schüler freut sich: »Das ist wunderbar, dann kann ich noch lange den Menschen dienen!«

Daraufhin entscheidet das Schicksal, dass er gar nicht mehr wiedergeboren werden muss.

Solange wir immer noch materiell erscheinen müssen, ist etwas noch nicht verarbeitet.

Es scheint, als hätten wir in all unseren Leben ein Programm zu absolvieren. Wenn ich mein Karma, also meine ungelösten Schattenseiten, noch nicht gewandelt habe und dann sterbe, liegen in der Schwingung, die bleibt, noch diese Schwierigkeiten. Ähnlich wie das Problem, mit dem ich abends zu Bett gehe und das am anderen Morgen wieder auftaucht.

Um nun an der Schwierigkeit arbeiten zu können, brauche ich einen neuen Körper und erscheine aufs Neue in der materiellen Welt. Man kann aber die Schwierigkeit nur dort weiterbearbeiten, wo man die Gelegenheit dazu hat. Wie im Beruf: Man muss wieder in einen ähnlichen Betrieb eintreten, damit man sein Wissen dort weiter anwenden und vergrößern kann. Und so geraten wir auch in unserem nächsten Leben in ähnliche Situationen und Umstände, die es uns erneut ermöglichen, an unserem Karma zu arbeiten. Erst, wenn wir alle Programmpunkte abgearbeitet haben, müssen wir nichts mehr materialisieren. Dann können wir zu reinem Geist werden.

Wir können in einer Übung beobachten, wie rein und unabgelenkt unser Geist tatsächlich ist. Legen wir uns bequem in Savasana, die vollkommen entspannte Totenstellung, und beobachten unseren Atem, um etwas über ihn, unseren Lebensspender, zu erfahren. Schnell stellen wir fest, wie groß die Unachtsamkeit in uns ist. Alle möglichen Themen, Emotionen und vieles mehr stören den Energiegewinn, der in der Atembeobachtung liegen sollte. Übung und Reinheit des Körpers stärken die Nerven und die Kontinuität der Beobachtungskraft.

Zu reinem Geist werden bedeutet letztlich, dass sich dieser durch nichts mehr beirren lässt, und seine Präsenz stellt die höchste Autorität über Leben und Tod dar. Ein unruhiger Geist kann in dieser Richtung nichts bewirken. Er kennt sich besser mit Stress, Druck und deren Folgen aus. Doch den Stress und den Druck loslassen ist unsere Motivation und unser Ziel.

Wenn man alte Leute fragt: »Wie geht's denn?«, dann bekommt man oft zur Antwort: »Ach, es muss einem ja gut gehen.« Doch obwohl viele genug Geld haben, sich die besten Dinge zu leisten, geht es ihnen oft nicht gut. Das heißt, sie sind nicht ehrlich zu sich selbst. Sie meinen, nur weil sie genug besitzen, müsse es ihnen auch gut gehen. Doch das sieht oft ganz anders aus. Der Mangel an Auseinandersetzung mit sich selbst lässt die Schattenseiten im Dunkeln. Viele Menschen fürchten deshalb den Tod, in der Überzeugung, er sei das Ende von allem, und schieben die Gedanken an ihn von sich.

Von der Angst vor dem Tod kann ich mich befreien

So lange ich Angst vor dem Tod habe, lebe ich etwas nicht, habe ich etwas nicht erkannt, schiebe ich etwas vor mir her, und es ist etwas vorhanden, das geklärt werden muss.

»Memento mori – gedenke, dass du sterben musst« – dieser Ausspruch wird oft als Spielverderber angesehen, der einem nur das Leben vermiesen will. Das ist aber so nicht gemeint. Denn indem einem wirklich bewusst ist, dass man sterben wird, richtet man sein Leben anders ein. Ähnlich drückt sich auch die Bibel aus: Lehre uns bedenken, dass wir sterben müssen, auf dass wir klug werden. (Psalm 90, Vers 12)

Insofern ist unser Tod ein Freund und nicht unser Feind, denn er ermöglicht uns eine Weiterentwicklung. Ständige Veränderung und Weiterentwicklung sind kosmische Gesetze, denen wir alle unterliegen.

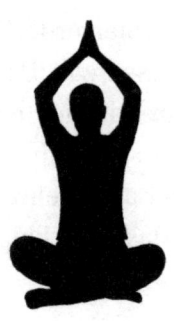

Yoga und ich

Der Beginn meines Yogawegs

Ich war 17 Jahre alt, als ein guter Freund und Gitarrist, mit dem ich zusammen in einer Rockband spielte, mich zu einer Yoga-Probestunde einlud. Heino war zwar erst fünfzehn, aber schon sehr auf der Suche. Er schwärmte von Yoga, den zu dieser Zeit noch kaum jemand kannte.

Wie immer abends nach dem Job trafen wir »Freaks« uns im Park. Von Heino kam mal wieder etwas Neues: Er übte seine Asanas auf dem Rasen. Ab und zu ließ er sich entspannt vernehmen: »Wenn ihr nur wüsstet, wie man sich dabei fühlt!«

Niemand von uns maß dem eine besondere Bedeutung bei, denn Heino, ein großes Talent auf vielen Ebenen, gab täglich neue Sprüche von sich, und wir hatten uns schon daran gewöhnt. Doch ich muss zugeben, seine Ausrufe interessierten mich schon, denn sie schienen aus tiefster Seele zu kommen.

Ich nahm also Heinos Einladung an und erschien zu einer Yogastunde, die er selbst unterrichtete. Ich war relativ offen für das, was da auf mich zukam, und machte alles genau so, wie er es ansagte. Mein noch junger Körper wies schon allerhand Versteifungen auf, die mir in dieser Yogastunde bewusst wurden. Da ich sehr lernbegierig war, folgte ich hingebungsvoll den präzisen Anleitungen, mit denen Heino sich große Mühe gab.

Diese Stunde ist wirklich und wahrhaftig bei mir angekommen. Sie war die Initialzündung für mich, denn an diesem Tag begann mein Yogaweg.

Ich bedankte mich bei meinem Freund und fuhr mit dem Fahrrad über die Felder zurück nach Hause. Auf diesem Heimweg entdeckte ich etwas ganz Besonderes – den Himmel, auf den ich, aus gedankenloser Gewohnheit oder durch irgendwelchen Stress bedingt, schon lange nicht mehr geachtet hatte. Ich betrachtete den Himmel ganz neu, so als hätte ich ihn noch nie gesehen. Und mir wurde klar: Yoga ist wunderbar. Mit der Entdeckung des Himmels kam eine große Freude in mir auf, und mir wurde im tiefsten Inneren bewusst: Das mit dem Yoga, das wird mein Ding!

Es war nicht so einfach, sich schon in jungen Jahren zu disziplinieren. Schule, Beruf und Band forderten bereits genug Zeit, und nun verlangte die Yogadisziplin tägliches Üben von mindestens ein bis anderthalb Stunden zusätzlich. Zum Glück war die positive Erfahrung, die ich bereits gemacht hatte, so nachhaltig, dass ich zumindest ab und zu mal auf die Übungsmatte ging, um wenigstens ein paar Asanas zu praktizieren, statt es ganz zu lassen. Schon wenige Übungen ließen mich in meine Mitte zurückfinden.

Wenn man jung ist, regeneriert der Körper sich in kurzer Zeit – jedenfalls war es bei mir so. Auf die Dauer stellte mich das sporadische Üben allerdings nicht mehr zufrieden. Und als ich dann in die erste eigene Wohnung ziehen konnte, von mir selbst finanziert, nutzte ich diese Chance und begann eine abenteuerliche Asketenzeit. Ich lebte weit genug weg vom Elternhaus und in beglückender Abgeschiedenheit – kein Freund konnte mal eben kurz vorbeischauen, um mich von meinem Gesundheitstrip abzulenken.

Ich war im 21. Lebensjahr – der dritten Sieben. Laut Rudolf Steiner ein geeigneter Zeitpunkt, um sich von der kindlichen Vergangenheit zu reinigen, alte Dogmen loszulassen, den Körper von Giften und Schlacken und die Psyche von Ängsten und Dämonen zu befreien.

Nur wusste ich das zu dieser Zeit überhaupt noch nicht. Ich machte es einfach so, weil es mir ein großes Bedürfnis war. Um die vielen spannenden Einzelheiten zu beschreiben, die in diesem knappen Jahr passierten, müsste ich ein separates Buch verfassen. So aber kann ich es nur in aller Kürze umschreiben.

Als Erstes suchte ich nach einem kundigen Yogalehrer, den es damals so gut wie noch gar nicht gab. Doch ich hatte Glück und fand einen für mich passenden Lehrer. Als ich ihm zum ersten Mal begegnete, wussten wir wohl beide: Die Chemie stimmt. Ein tolles Gefühl! Er hieß Ewald, ein Mann, der mit seiner ganzen Person Yoga ausstrahlte.

Einige Worte von ihm werde ich nie vergessen, zum Beispiel, wenn er mit Überzeugung verkündete: »Ich bin glücklich geschieden!« Das glaubte man ihm sofort!

So bin ich voller Erwartung und mit viel Wissbegier zu einem seiner Schüler geworden. Sein Wissen ergänzte das, was aus mir selbst heraus entstand. Ich begann nach meinen eigenen Gesetzen zu leben, Tag für Tag.

Am frühen Morgen kaute ich eine halbe Tasse voll Frischkornbrei, das sogenannte Kollath-Frühstück. Ich kaute den Brei flüssig, denn Gandhi sagte: Du sollst feste Speisen trinken und flüssige kauen. Daran habe ich mich diszipliniert gehalten. Zwischen den Mahlzeiten gab es nichts, denn der Körper hatte ja genug bekommen. Selbst Flüssigkeit nahm ich nur zu mir, wenn der Körper deutlich genug Durst signalisierte. Warum hätte ich auch vorher trinken sollen? Das Mittagessen bestand meist aus Magerquark, gemischt mit Haferflocken und etwas Zitronensaft – köstlich! Die dreißigminütige Mittagspause brauchte ich ganz, um auch diese Mahlzeit flüssig zu kauen.

Durst verspürte ich äußerst selten. Ich kann mich nicht daran erinnern, irgendwelche Getränke gekauft zu haben. Durst stillte ich mit Leitungswasser und etwas frischem Zitronensaft. Am Abend gegen 17 Uhr dünstete ich mir Weißkohl ohne Fett und Gewürze und kaute auch gerade zur Feierabendstimmung besonders flüssig.

Meine Mundschleimhäute kamen in den Genuss, das Prana, also die Lebensenergie, die den Geschmack überhaupt ausmacht, zu absorbieren und in die feinstofflichen Kanäle zu führen. Prana, das im Sauerstoff enthalten ist, wird durch die Nasenschleimhaut aufgenommen. Das Prana in Früchten und Gemüse gelangt durch die Mundschleimhaut in den feinstofflichen Körper.

Diese Kauübungen waren mir heilig. Erstens aß ich nichts mehr, was der Körper nicht brauchte, denn das mag man nicht lange kauen, sondern verschlingt es wie ein Krokodil. Zweitens wurde mein Körper auf hohem Niveau mit Energie versorgt, die sich zu meiner großen Zufriedenheit in mir deutlich entfaltete. Nach der abendlichen Kaumeditation sollten die basischen Mineralien, die nun mit viel mehr Leichtigkeit verdaut werden konnten, durch Bewegung in die Körpertiefen transportiert werden. Da das Wiehengebirge vor meiner Haustür lag, erreichte ich rasch große Waldgebiete, die ich dann durchstreifte, mal gehend, mal joggend. Ich begegnete dabei niemandem, denn ich wagte mich in abgelegene Waldgebiete mit Sauerstoffüberschuss.

Danach folgte mein nächstes heiß geliebtes Ritual: Gegen 21 Uhr verschwand ich nämlich in meinem Bett. Ich wollte das Gefühl von Ewigkeit genießen und meinem Körper so viel Schlaf gönnen, wie er brauchte. Das nahm er auch dankend an. Nachts yangisierten mein Bauch und seine Organe, so wie ich es in dem Kapitel über Ernährung beschrieben habe. Mein Körper war mit nichts Unnötigem belastet, und so bemühte er sich um Prozesse, die viele Menschen gar nicht erst zulassen.

Es entstand eine beglückende Energie, die darauf hinwies, dass mein Verhalten richtig war. Es musste mich kein Wecker zum Aufstehen bringen. Ich freute mich aus meinem tiefsten Inneren, den bevorstehenden Tag zu leben, und gestaltete ihn wie den Tag zuvor.

Nach etwa drei Monaten stellte sich eine stabile Gesundheit ein. Ich gab dem Körper etwas, und er machte viel daraus. Bis dahin aber fanden abenteuerliche Reinigungsprozesse statt, die mich jedoch nicht aus meinem Konzept brachten. Trotz vieler positiver Erfahrungen stand ich dennoch erst am Anfang meines Wegs.

Mit diesem Bericht will ich deutlich machen: Gehe deinen Weg durchs Leben mit allen Höhen und Tiefen. Bleibe dir und deinen Ritualen treu. Gehe einige Jahrzehnte und erlebe Sturm und Paradies, Tod und Geburt, Liebe und Hass, Anerkennung und Absturz. Berichte dann, wie du es geschafft hast – doch nicht zu voreilig, wie es heute in der schnelllebigen Welt üblich ist.

Mein Gefühl sagte mir, was das Richtige für mich war, und der Verstand setzte diese selbst aufgestellten Regeln in die Tat um. Wenn auch immer wieder einmal Zweifel auftauchten, konnte ich meiner inneren Autorität doch Folge leisten. Tatsächlich war es ein Machtspiel zwischen meinem Ego und meinem inneren Selbst. Während es in der Vergangenheit meistens mein Ego war, das die Oberhand behielt, gelang es mir zumindest für ein knappes Jahr, die wahren Bedürfnisse meines inneren Selbst durchzusetzen – mit Erfolg!

Obwohl ich nicht krank gewesen war, verbesserte sich mein Gesundheitszustand dennoch täglich. Jeder Tag war neue Lebensfreude, Herausforderungen waren erwünscht. Mein Leben richtete sich deutlich nach vorne aus, die Vergangenheit hingegen verblasste.

An einem bestimmten Punkt aber – sehr markant und nicht zu überspüren – sendete mein Körper eine deutliche Botschaft aus: Es reicht! Bilder vom Zustand meiner Organe erschienen recht klar vor meinem inneren Auge: yangisiert und zu einem neuen Lebensabschnitt bereit. Das war das Ende meiner Asketenzeit. Ich fügte mich und nahm die Herausforderungen, die mir das Leben als Nächstes bot, an.

In der dann folgenden Phase standen Familiengründung und berufliche Karriere im Vordergrund. Wenn auch der körperliche Hatha-Yoga in diesen Jahren fast ganz ausfiel, so zähle ich diese Zeit trotzdem mit zu meinem Weg. Karma-Yoga: Yoga des Handelns. Er bildet wichtige Grundlagen für die weitere Existenz und spirituelle Fortbildung.

In der Bhagavadgita, einer der zentralen Schriften des Hinduismus, sagt im dritten Kapitel Krishna zu Arjuna: »Für den Besinnlichen gibt es den Pfad der Erkenntnis, für den Tätigen den Weg der selbstlosen Tat. Niemand wird vollkommen dadurch, dass er der Arbeit entsagt.« Sogar die reine Arbeit, ohne dass man nach dem Lohn trachtet, wirkt befreiend und baut Karma ab.

So tiefsinnig konnte ich meiner Arbeit nicht nachgehen, schließlich brauchte ich den Lohn für meine Existenz und nahm ihn deshalb natürlich gerne. Aber unabhängig davon arbeitete ich mit Vergnügen, mit Zuwendung und Hingabe. So konnte ich mir die wichtige Grundlage schaffen, dass ich genug hatte, um sorglos leben zu können. Denn ein Geist, der sich sorgt, kann nicht gut Yoga üben!

Was ich aber eines Tages verblüfft feststellte, war, dass Yoga immer auf mich zukam. Nie musste ich viel tun. Vielmehr rollte mein Yogaweg sich wie ein roter Teppich vor mir aus, und ich musste ihn nur beschreiten.

So ereignete sich mein nächstes Yogaglück, diesmal in Heidelberg. Ich war mit dem Auto gerade auf dem Weg zur Post, um eine Rechnung zu begleichen. Da bildete sich in der Stadt ein Stau, und es kam zum Stillstand. Ohne besondere Absicht drehte ich meinen Kopf nach rechts – und erblickte an einer Häuserfront das Schild einer Yogaakademie. Nach längerer Zeit sehnte ich mich innerlich wieder nach wohltuenden Asanas, und so fuhr ich frech und kurz entschlossen aus dem Stau heraus auf den Bürgersteig, sprang die Treppen hoch zu dieser Akademie und meldete mich bei der Yogaschule an. Zum Glück war der Chef gerade anwesend, und die Begegnung verlief ähnlich wie damals bei Ewald. Wir sahen einander und stellten sofort fest: Die Chemie stimmt.

In relativer Kürze befreite ich mich von den körperlichen Spannungen, die sich in der längeren Yogapause schon wieder angesammelt hatten. Ich beschloss nun, dem Yoga ein für alle mal treu zu bleiben. So begann eine disziplinierte Yogaentwicklung für mich.

Der Leiter der Akademie hätte mich gerne zum Lehrer ausgebildet und bot mir an, ich könne doch bei ihm unterrichten. Der Gedanke, Unterricht zu halten, war mir zunächst fremd. Ich wollte doch selbst Yoga üben! Mein Lehrer legte aber so eine Beharrlichkeit an den Tag, dass ich schließlich überzeugt war und meine Zweifel und Ängste losließ. Und wie durch ein Wunder endete meine erste Unterrichtsstunde mit Applaus.

Damit öffnete sich in mir ein neuer, ungeahnter Raum, und ich entdeckte den kreativen Funken eines Yogalehrers in mir. Dieser Funke entwickelte sich rasch zu einer kleinen Flamme. Ich musste nur das, was ich selbst in meinen Übungen am eigenen Leib erfahren hatte, der Übungsgruppe vermitteln. Die Gruppe konnte die Programme gut nachvollziehen und war dankbar für meine präzisen Ansagen. So wuchs kontinuierlich eine »Gefolgschaft«.

Nun hatte ich aber immer noch nicht den Status eines geprüften Yogalehrers. Das sollte sich aber bald ändern. Ich begann eine fundierte Ausbildung beim Berufsverband Deutscher Yogalehrer und verabschiedete mich aus Heidelberg.

Auch in der neuen Institution öffneten sich alle weiteren Wege für mich. Es lief so gut, dass ich beschloss, mich selbstständig zu machen und eine eigene Yogaschule zu gründen. Das war allerdings ein wirklich entscheidender Schritt für mich, denn beruflich musste ich meine Position als Meister aufgeben.

Von nun an widmete ich mich dem Yoga hauptberuflich und von ganzem Herzen – bis heute. Ich betreibe meine Yogaschule seit 27 Jahren, allein und ohne die Hilfe irgendwelcher Assistenten – das prägt.

Yoga schafft Selbstvertrauen

Als Erstes möchte ich die Wirkung beschreiben, die innerhalb weniger Jahre entsteht. All das, was seit meiner ersten Yogastunde, dank Heino, in mir ausgelöst worden ist. Es entstand ein deutlicher Durchbruch in meine Freiheit. Eine alte Zeit neigte sich dem Ende zu. Die Sinne öffneten sich für Neues, und mein Gefühl konnte dieser Entfaltung mit Vertrauen folgen.

Selbstvertrauen (Shradda) schlummert in jedem von uns.

Wer Glück hat, muss nichts dafür tun, und das Selbstvertrauen steht ihm ein Leben lang zur Verfügung. Doch es kann durch Schicksalsschläge und Enttäuschungen auch zerstört werden. Oft ist das Selbstvertrauen zwar latent vorhanden, jedoch nicht ausreichend aktiviert. In entscheidenden Momenten fehlt es dann an Spontaneität oder Überwindungskraft, und eine einmalige Chance kann vertan werden. So muss diese Person weiterhin den unbefriedigenden, gewohnten Zustand ertragen, statt sich zu befreien oder zu verwirklichen. Mit Verwirklichung ist das Dharma gemeint, die individuelle Bestimmung und der Weg, diese zu erreichen.

Selbstvertrauen definiert sich durch eine Fähigkeit, mit deren Hilfe ein Mensch in der Lage ist, völlig autonom seinem Gefühl zu folgen und sich selbst mehr zu glauben als anderen

Die Verwirklichung des eigenen Dharmas wird erfolgreich sein und auch andere motivieren, ihr Eigenes zu finden. Natürlich ist es trotzdem möglich, dass wir uns anderen anvertrauen, um uns von ihnen leiten zu lassen, wenn wir das Gefühl haben, ihr Wissen und ihr Rat könnten wertvoll für uns sein. Auch das ist ein Teil des Selbstvertrauens.

Ist also Selbstvertrauen latent in einem Menschen vorhanden, so bestehen gute Möglichkeiten, es durch Üben zu aktivieren. Aus meiner Langzeiterfahrung weiß ich, dass jedem Symptom, welcher Art auch immer, ein entsprechender Energiemangel zugrunde liegt. Das betrifft auch das Selbstvertrauen. Diesen Zusammenhang konnte ich in mir selbst beobachten und später auch an anderen erkennen.

Auch wenn man mangelndes Selbstvertrauen nicht als Krankheit bezeichnen würde, so bedeutet es doch eine nicht unwesentliche Schwäche, die durchaus zu größeren Problemen führen kann. Symptome oder Krankheiten hindern unsere Lebensenergie auf unterschiedlichste Weise daran zu fließen. Sie drücken sich zuerst im feinstofflichen, später auch im grobstofflichen Körper aus.

Zum feinstofflichen Körper zählen der Atemfluss mit seinen Atemkanälen (Nadis), dem rechten und dem linken Naseneingang, und die Energiezentren, die Chakren.

Dem grobstofflichen Körper können wir den Sauerstoffaustausch der Lunge zuordnen sowie den Organ-, Muskel- oder Knochenkörper.

Diejenigen, die Yoga in Verbindung mit Pranayama (Atemübung) aufmerksam üben, werden in der Lage sein, Defizite im Energiefluss des Körpers zu erspüren. Das fühlt sich unter anderem so an, dass sich der Atem zum Beispiel beim Einatemzug nicht gleichmäßig fließend, sondern zittrig oder stockend bewegt. Das behindert den Sauerstoffaustausch. Einerseits kann der Sauerstoff nicht ausreichend genug ins Blut gelangen, andererseits bleibt zu viel CO_2 (verbrauchter Sauerstoff) im Gewebe oder in den Venen.

Um den Mangel auszugleichen, brauchen wir ein entsprechendes Übungsprogramm: zunächst die Lockerung des Körpers durch Asanas, um den Energiefluss zu erleichtern, und kurze Zeit darauf die Anwendung dessen, worauf es eigentlich ankommt, nämlich Beobachtung – Atmung – Schwerkraft und das Öffnen der Atemräume. Gelingt es, den Atem wieder durch die Nadis strömen zu lassen, hebt sich der Energiepegel. Und das wiederum wirkt sich unüberspürbar im grobstofflichen Körper aus. Durch diesen wertvollen Vorgang können sich Selbstwertgefühl und Selbstvertrauen aufbauen.

Da es immer nur zwei Pole gibt, Plus- und Minuspol, könnte man den Energiezustand mit einem Konto vergleichen. Steht das Konto im Plus, fühlt man sich wohl, und es gibt keinen besonderen Anlass, etwas zu befürchten. Rutscht das Konto ins Minus, wird man unsicher und beginnt, sich zu ängstigen. Sorgen kommen auf. Dann hilft meist nur noch eines: das Konto wieder auszugleichen. Fortgeschritten sein bedeutet, sich diese Zusammenhänge bewusst gemacht zu haben. So können wir im entscheidenden Moment entgegen wirken, mit der Übung, auf die es ankommt und die zum Ausgleich führt.

Unsere individuellen Bewusstseinsübungen (Asanas – Pranayama – Meditation) setzen wir weise und durch die vielen Höhen und Tiefen eines langen Lebens hindurch fort. Dafür benötigen wir Einsicht und Charakterstärke. Diese beiden Eigenschaften sind zusätzliche Kennzeichen dafür, dass wir nun Fortgeschrittene sind. Einsicht entsteht auf dem Weg, aber auch, wenn wir vom Weg abkommen. Ist letzteres der Fall, werden wir einsehen, dass unser Leben mit einer entsprechenden Disziplin erfüllter war. Charakterstärke zählt zu den Früchten, die auf dem Baum wachsen, den wir zu Beginn unseres Wegs gepflanzt haben.

Altwerden, Krankheit oder emotionale Konflikte überlassen wir weder dem Zufall noch der Verselbstständigung.

Diese Zustände bilden geradezu eine notwendige Grundlage dafür, dass unser Lebensweg auch tatsächlich zu einem Weg werden kann. Es gehört zu unserer Motivation, den Emotional-Körper, d. h. unsere Gefühlswelt, zu pflegen, ähnlich wie einen Rosengarten. Wird der Garten von Unkraut überwuchert, verkümmern die Rosen. Üben ist wie das Beseitigen des Unkrauts und das Lockern und Mineralisieren des Bodens, sodass prachtvolle, duftende Rosen gedeihen. Es ist wenig sinnvoll, schon nach einem ersten Erfolgserlebnis den Weg für beendet zu erklären oder zu denken, man sei nun schließlich erleuchtet genug.

»Das ist doch klar«, reagierte eine Schülerin überzeugt auf diese Aussage. Die Realität jedoch kann schnell anders aussehen. Wenn es zu einem Absturz kommt, zieht uns die Macht der Vergangenheit in ihren Bann zurück. Wir können sogar vom Weg abkommen, während wir gleichzeitig diszipliniert üben. Denn Übungen, die zur Gewohnheit werden, verlieren ihre Wirkung. So wie alles, was zur lähmenden Gewohnheit geworden ist.

Woran lässt sich so etwas erkennen? Wir sehen es daran, dass das erwünschte Wohlbefinden ausbleibt und statt Zufriedenheit Aggression entsteht oder Motivationslosigkeit. In dem Fall fehlt es oft an Einsicht zur Veränderung. Gut wäre es, sich neu zu orientieren, statt sich zu konditionieren. Trotzdem dürfen wir Fehler machen, denn auch durch Fehler kommen wir voran.

Eine Übung kann auch darin bestehen, das Üben zu unterlassen.

Das bedeutet, genau dann nicht zu üben, wenn der Körper seine deutliche Sprache spricht und sich durch Unwillen ausdrückt. Unsere Unterscheidungskraft (Viveka) sollte allerdings gereift sein, damit wir nicht eventuell nur einer Laune nachgeben und das Üben deshalb und womöglich für längere Zeit unterlassen.

Es ist so schwierig, sich immer wieder selbst einzuordnen und zu motivieren. Nicht ohne Grund war und ist es unter anderem die Aufgabe eines Lehrers (Guru), seinen Schülern zum richtigen Zeitpunkt zum Fortschreiten zu verhelfen. Das ist für den Lehrer nicht leicht, denn er wird sich, wenn es so weit ist, mit der Unwilligkeit oder Uneinsichtigkeit, ja sogar mit der Aggression des Schülers auseinandersetzen müssen. Zum Glück hat diese Hilfe in der Vergangenheit oft genug funktioniert, und der Schüler konnte eine Stufe höher steigen.

Aus meiner Sicht bleibt einem keine andere Wahl, als sich selbst immer wieder neu zu erleuchten. Man hat schon viel über erleuchtete Meister gehört, wie z. B. Ramana Maharshi, Yogananda, Krishnamurti, Sai Baba oder Vivekananda. Man glaubt ihnen, dass sie die sogenannte Erleuchtung zu einem Dauerzustand gemacht haben. Doch ihre jeweilige Geschichte ist zumindest hier im Westen unerreicht.

Viele Menschen sagen sich auch: »Das alles ist mir zu kompliziert, zu aufwendig. Ich lebe lieber ein normales Leben, so wie die Menschen in meiner Umgebung.« Und doch ist so ein Leben leider nicht weniger kompliziert – ganz im Gegenteil. Ein Leben, in dem die Yogapraxis immer selbstverständlicher und regelmäßiger wird, unterliegt deutlich weniger dem Schicksal als das normale Leben. Dennoch bleibt das Schicksal eine positive Einrichtung kosmischer Intelligenz. Es fordert uns immer nachdrücklicher auf, weitere Schritte zu gehen.

Fortgeschritten sein heißt auch, sein Energiequantum auf einem guten Level zu halten. So nehmen wir Defizite früh genug wahr und sind in der Lage, einen Absturz zu verhindern.

Die einzigartige Kraft des Vertrauens zu uns selbst und der Welt weist uns den Weg durch das ganze Leben hindurch und führt uns wie eine spirituelle Motivation. Man könnte sie auch innere Stimme nennen, deren Sprache wir nach und nach verstehen lernen.

In meinem Fall führten schon erste Yogabemühungen Shradda auf eine bewusstere Ebene. Während ich unwillig meine Grundausbildung bei der Bundeswehr absolvierte, übte ich dennoch in einem separaten Raum der Kaserne meine Asanas. Eines Tages befahl der Hauptmann einen Fünf-Kilometer-Marsch. Wir »Rotärsche« sammelten uns in Reih und Glied vor dem Sanitätsbereich. »Wer traut sich diesen Marsch nicht zu?«, brüllte der Hauptmann laut in unsere Gruppe, in der zunächst niemand wagte zu reagieren. Spontan hob ich den Arm. »Ich trau' mir diesen Marsch nicht zu!« Daraufhin schickte mich der Hauptmann zu einer Gesundheitsuntersuchung beim Stabsarzt. Dieser befreite mich von meinem Wehrdienst einzig aufgrund einer Fersennarbe, die mich, übertrieben gesagt, beim Laufen störte. Schon am nächsten Tag konnte ich die Kaserne verlassen – einer der schönsten Tage meines Lebens!

Was hat dieses Erlebnis nun mit Yoga zu tun? Tatsächlich hatten meine Asanas bei mir eine Schlagfertigkeit bewirkt, die genau im richtigen Moment zum richtigen Handeln führte. »Unterscheidungskraft« oder »Klarheit der Sinne« benennt der Yoga diese Fertigkeit, die entsteht, wenn der Geist frei von Zweifel und Vernebelung ist. Ob zu Hause, im Internat, während meiner Berufsausbildung oder bei der Bundeswehr, meine Übungsmatte lag stets bereit an einem auserwählten Platz. So gelang es mir, meine Lebensenergie durch Bemühung auf gutem Stand zu halten. Nicht nur die Sinneskraft, auch die Ausstrahlung meiner ganzen Person verbesserte sich.

Heute kann ich souverän über dieses Erlebnis von damals reflektieren, besser als zum Zeitpunkt des Geschehens. Mit einer positiven Ausstrahlung oder Aura, die ich durch das Üben erlangt hatte, konnte ich meiner Umgebung besser begegnen, und umgekehrt konnte mir besser begegnet werden. Wenn auch noch teilweise vorhanden, so sind doch einige Berührungsängste abgefallen.

Eine starke Aura zieht das an, was für die jeweilige Person gut und ergänzend ist, weist aber auch gleichzeitig alles Überflüssige ab. Wie eine Blüte, die ihren Duft aussendet und all das anzieht, was sie für ihre Weiterentwicklung braucht. In unserem Fall könnte das eine neue Arbeitsstelle sein, Kontakte zu den Mitmenschen, Freunde, der passende Partner, der geeignete Wohnort – und manchmal einfach nur der Parkplatz, den wir gerade in dieser Straße brauchen!

Die spirituelle Aura verfügt über den größten Radius, teilweise kilometerweit. Das erklärt auch, wie fortgeschrittene Meister wissen konnten, wer sie als Nächstes besucht und zu welcher Uhrzeit derjenige kommen würde. Das alles ohne vorherige Absprache!

**Eine starke Aura erwächst aus körper-
lich-spiritueller Gesundheit.**

Hier wird noch einmal kristallklar, wie wichtig eine natürliche Einrichtung wie die der Aura für unser Dasein ist, damit wir sinnvoll und erfüllt ohne Frustration und Leid leben
können.

Moderne Technik ist für den spirituellen Geist nicht spannend genug. Die Natur hat bereits die besten und moderns-
ten Einrichtungen in uns selbst angelegt. Wir sollten lernen,
mit ihnen umzugehen und sie für uns zu nutzen. Doch viele Menschen versuchen, ihre Defizite (Aggressionen, mangelndes Selbstvertrauen, fehlende Nervenkraft) durch zeit-
raubende Ablenkungen und Konsum zu kompensieren, was
letztlich ihre Sinne vernebelt. So versickert das, worauf es
einzig und allein ankommt, im Schlamm des materiellen
Überflusses. Gelebte Spiritualität aber stellt eine bodenstän-
dige Grundlage dar, ohne die das Leben zwangsläufig entgleist. Der spirituelle Geist öffnet die Grenzen des materiellen Geistes.

Langzeitwirkung und ihre Werte

Ein über lange Zeit geübter Körper regeneriert in Kürze. Erkältungskrankheiten oder auch einfach nur Muskelspannungen können alsbald durch ein Yogaprogramm behoben werden. Voraussetzung ist die Kunst des Loslassens, die wir im Laufe der Zeit erlernt haben und beim Üben anwenden.

Chronische Beschwerden lassen sich nur durch immer wieder durchgeführte Übungen beheben.

Das sind Bemühungen, die sich lohnen! Die Krankheit wird dabei zum Wegweiser in Richtung Gesundheit. Statt das Symptom zu bekämpfen, kommen wir in Einklang damit. Auf Dauer machen wir uns die Licht- und Schattenseiten in uns bewusst. Das, was uns schwerfällt, aber auch leben möchte, wird zur Langzeitübung. Aber auch das, das uns leichtfällt, machen wir uns bewusst. Denn oft ist uns gar nicht klar, was uns durchs Leben hilft und was uns locker von der Hand geht, weil es für uns so selbstverständlich ist. Dazu zählen Tugenden, Talente und Fähigkeiten.

Viele unterdrücken ihre Talente und entfalten sie nicht, aus falscher Bescheidenheit, weil sie sich selbst unterschätzen oder weil ihnen jemand gesagt hat, dass diese Gaben keinen Wert haben. Es gehört also mit zur Langzeitwirkung, sich Fähigkeiten bewusst zu machen und diese auch zu leben, frei und ohne Zweifel.

Kontrovers hingegen klingt meine eigene Geschichte. Viele Talente künstlerischer Art, die mir gegeben sind, musste ich gar nicht mehr ausleben, denn durch ein Yogaprogramm fand ich den vollkommenen Ausgleich. Das Bedürfnis, mich künstlerisch auszudrücken, ist dadurch fast ganz verschwunden. Auch das ist eine Befreiung.

Ich lebe sehr gut aus mir selbst heraus. Ich kann bei mir bleiben und dabei andere lassen, wie sie sind. Das fühlt sich in meiner Wahrnehmung ganz leicht an und stellt für mich eine hohe Form der Kreativität dar. Entscheidend ist das Loslassen von inneren Zwängen, Druck und Spannung, sodass die Lebensenergie besser fließen kann. Dadurch lebe ich in Einklang mit mir selbst und der Natur.

Die bereits entstandene Leichtigkeit spürt man nicht. Sie ist einfach vorhanden, über einen langen Zeitraum und durch viel Bemühung erwachsen. Daraus entsteht leider eine Folgeschwierigkeit. Man ist immer mehr von unerfahrenen Menschen umgeben. Von solchen, die ihr Glück noch stark im Leistungsdruck suchen und auch nicht selten den materiellen Erfolg schaffen. Doch müssen sie oft einen Teil ihres hart verdienten Geldes an Ärzte und Therapeuten weitergeben, um ihre durch ein Übermaß an Druck entstandenen Krankheiten zu behandeln.

Es macht einen erheblichen Unterschied aus, ob ich mein Ego oder mein inneres Selbst liebe. Von meiner inneren und äußeren Natur bekomme ich nie genug. Es ist die einzige

Sucht, in der ich mich selbst finden kann und nicht immer weiter von mir weg gerate. Ich muss weder die Natur noch meine Nächsten zu meinem Wohl missbrauchen.

So ein Bewusstsein ist Ausdruck der Langzeitwirkung auf dem Weg. Es bildet sich so langsam, dass man es nicht bemerkt. Es lässt sich auch nicht trainieren, sondern entsteht ganz einfach und wie von allein, wenn wir zu uns selbst kommen. Dabei wird es uns in zunehmendem Maße deutlicher.

Sinne, die sich nicht länger mit überflüssigen Themen belasten, sind in der Lage, weitaus mehr von dem zu sehen und folglich zuzulassen, was uns inneren Frieden gibt. Allein der Atem, etwas vollkommen Unkonditioniertes, fordert unsere gesammelte Aufmerksamkeit und duldet kein anderes Thema. In solchen Momenten des Gewahrseins bildet sich langsam neue Lebenskraft, die lebendige Natur in uns. Vor ihr sollten wir Menschen immer mehr Respekt bewahren.

Weder die Ungeduld noch die Abwesenheit ist imstande, die spirituelle Schwerkraft zuzulassen, die im Atemzentrum entsteht.

Es ereignete sich an einem Wochenende. Alle Pflichten waren getan, und auch das Bankkonto machte keine Sorgen. Da beschloss ich, meine Übungen mit besonderer Sorgfalt und penibler Genauigkeit zu praktizieren. Ich war allein in meiner Wohnung, und niemand außer mir selbst konnte mich stören.

In der Rückenruhelage begann ich mein Programm. Ich wollte herausfinden, wie gut sich die Augen entspannen lassen und wie sich das auf das Befinden auswirkt. Faszinierend, wie weit Augen in ihre Tiefe sinken können und wie sich der innere Blick ausrichtet, wenn wir es zulassen.

Die Übung gelang mir gut. Meine Augen erfuhren eine selten erreichte Tiefe, und der Blick richtete sich nach längerem Beobachten von selbst genau auf den Punkt zwischen den Augenbrauen aus. Und dann, von diesem Punkt aus, öffnete sich blitzartig und völlig unerwartet ein unendlich langer Lichtkanal, in dem ich mich selbst deutlich im Embryonalzustand erkennen konnte. Ich hatte weder Zweifel noch eine Halluzination. Im Bruchteil einer Sekunde erfassten meine Sinne jedes Detail dieser Erscheinung.

Erschrocken und gefasst zugleich sprang ich vom Boden auf und reflektierte erst einmal über mein Erlebnis, das sich so gar nicht einordnen ließ. Zugleich aber stieg ein Gefühl von unbekannter Freude in mir auf, denn ich deutete das, was ich gesehen hatte, als Zeichen dafür, dass ich sicher auf meinem Weg war. Dieses innere Wissen kam urplötzlich und war über jeden Zweifel erhaben. Noch lange danach suchte mein intellektueller Geist nach Erklärungen. Mein spiritueller Geist hingegen gab mir das Gefühl, sie gefunden zu haben.

Jahre später

Einige Jahre später drängte mich das Bedürfnis, mehr über den Atem zu erfahren und die vielen unterschiedlichen Wirkungen, die durch Atmung entstehen konnten, wie ich von einigen bekannten Meistern wusste. Außerdem machte mir zu diesem Zeitpunkt gerade eine Emotion zu schaffen.

So legte ich mich mit neuem Forschergeist und der Emotion in meinem Yoga-Übungsraum auf einen gemütlichen Platz am Fenster, in die Rückenruhelage mit aufgestellten Füßen. So konnten sich Zwerchfell und Rücken optimal entspannen. Der Atem sollte fließen, also kommen und gehen können, ohne Druck und Eile. Ich versuchte, mich von nichts beirren zu lassen, und setzte meine Atemzüge konzentriert fort.

Etwa 30 Minuten später bemerkte ich in meinem Körper eine Energie, die langsam begann, sich zu bewegen. Meine Sinne entwickelten höchstes Interesse an diesem spannenden Prozess. Inzwischen erreichte die Energie meine Füße. Es handelte sich hier nicht um irgendeine Energie, wie sie z. B. von einem Saunagang oder durch Power-Yoga hervorgerufen wird. Eine Durchblutung der Füße in solchem Ausmaß hatte ich bis dahin nicht erfahren.

Durch die Stabilität meines Beobachters bildete sich eine Art »Jüngstes Gericht«. Das heißt, mentale wie emotionale Themen, die aus dem Unterbewusstsein aufstiegen und sich dieses auch trauten, bekamen die einmalige Gelegenheit, sich in verfügbare und erneuerbare Energie umzuwandeln. Ja, die erneuerbaren Energien, von denen so oft gesprochen wird, sind zuallererst in uns selbst! Die Energie entfaltete sich in tiefere Bereiche meines Körpers, dorthin, wo sie lange nicht gewesen oder vielleicht überhaupt noch nie war.

Inzwischen hatte es draußen zu dämmern begonnen. Ich setzte meine Übung dennoch ohne Licht und Kerzen fort. Mit Erstaunen fiel mir nun auf, wie deutlich meine Augen die Gegenstände im Übungsraum sehen konnten. Das hatte ich noch nie zuvor so erlebt. Jedes Objekt gab sich im Dunkeln nicht nur klar zu erkennen, es bildete sich zusätzlich ein schwacher, aber faszinierender Lichtschimmer um jedes Teil. So müssen Katzen sehen können, war meine Assoziation.

Einige Momente später ereignete sich eine weitere verblüffende Wirkung. Mit einem regelrechten Ruck, der mich abermals in vollkommenes Staunen versetzte, wurde mein Haarboden – auch als Scheitelzentrum bezeichnet – belebt. Das siebte Chakra, auch Tausendblättriger Lotus genannt, von dem ich schon einiges aus verschiedenen Quellen vernommen hatte, überzeugte mich nun sehr genau von seiner Präsenz. Unzählige Kapillargefäße wurden von sauerstoffreichem Blut auf außergewöhnliche Weise versorgt. Jedes Haar wurde bis in die Spitze vitalisiert.

Es mag übertrieben klingen, doch die Tatsache war: Meine Kopfhaare wuchsen und bekamen deutlich mehr Gewicht. Als ich in den Spiegel schaute, bestätigte sich meine gefühlte Wahrnehmung. Gleichzeitig bildete sich meine Aura zu einer entsprechend starken Ausstrahlung. Das spiegelten mir Passanten, denen ich später begegnete, als ich auf dem Weg zu guten Freunden war.

Das Gefühl von spiritueller Zeit, im Grunde eher ein Gefühl von Zeitlosigkeit, begleitete mich auffällig, ein Zustand, der mir ganz besonders guttat. Ohne den Zwang, denken zu müssen. Vielmehr war ich imstande, für mich wichtige Gedanken auch zu Ende zu denken. Zum Beispiel eine Reflexion darüber, was noch kurz vorher alles geschehen war.

Es ist wichtig für das Wohl eines Menschen, einen Gedanken zu Ende zu denken, sodass dieser anschließend aus dem Kopf verschwinden kann und nicht weiter belastet.

Aber Menschen haben unzählige Gedanken, und das auch noch gleichzeitig, die Monate und Jahre, sogar ein Leben lang, gedacht werden. Geist und Körper werden dadurch stark belastet. Der Mensch gewöhnt sich an diese Gedanken, die er immer noch denkt, aber nicht mehr bemerkt. Zeit wird dann zur Mangelware. Ein belasteter Geist hat keine Zeit, auch nicht im Urlaub. Er verfügt über die Zeit auf der Uhr, jedoch nicht über spirituelle Zeit in seinem Bewusstsein.

Der Weg ist das Ziel. Doch auch das Ziel selbst ist das Ziel. Wir pflanzen mit dem Beginn unseres Wegs einen kleinen Baum. Nennen wir ihn den »Baum der Zeit«. Auf unserem Lebensweg, der Übung bedeutet, wird der Baum wachsen und eines Tages Früchte tragen. Wenn wir unser ersehntes Ziel erreichen, können wir die wertvollen Früchte ernten und uns ihre Vitamine Zeit und Raum auf der Zunge zergehen lassen. Wir sollten einsehen, dass es unerlässlich ist, Ziele zu haben. Ein Bergsteiger möchte den Gipfel erreichen. Diese Motivation gibt ihm die Kraft, den Weg dorthin zu bewältigen.

Auf unserem spirituellen Weg ist uns der Umgang mit den inneren Quellen sehr vertraut geworden. Das gehört mit zu den Langzeitzielen. Auf dem erreichten inneren Berggipfel können wir uns fallen lassen, und die Vitamine der wertvollen Früchte wandeln sich in Energie um. Diese Energie bedeutet höchstes Wohlbefinden, verbunden mit der Fähigkeit, dort zu bleiben, wo wir uns gerade befinden.

Manche Suchende bestehen darauf, kein Ziel zu haben. Aus meiner Sicht wäre das das höchste aller Ziele – aber nur dann sinnvoll, nachdem das, wonach man gestrebt hat, erreicht worden ist.

Als Fortgeschrittene ist uns der Umgang mit den inneren Quellen sehr vertraut geworden. Das gehört mit zu den Langzeitzielen, die uns das Gefühl geben können, anzukommen, damit wir uns genau dort fallenlassen, wo die Vitamine wirksam werden.

In den Genuss einer besonderen Frucht kam ich auf der Mittelmeerinsel Ibiza. Dort wurde ein Yogaferienkurs angeboten, an dem ich als Schüler teilnahm. Die Insel und auch die Yogaschule waren mir schon von früheren Kursen her vertraut. Wir Teilnehmer wohnten in idyllisch gelegenen Bungalows am Hang eines Berges mit Blick auf das Meer. Ich selbst teilte mir einen Bungalow mit einer anderen Schülerin. Obwohl wir uns dort erst kennengelernt hatten, entstand zwischen uns schnell ein Gefühl von Gemeinschaftlichkeit, das uns beiden guttat. Doch jeder von uns bewahrte sich zugleich seine Unabhängigkeit.

Zusätzlich zu den Kursen, die morgens und abends regelmäßig stattfanden, übte ich im Schatten auf der Terrasse für mich allein meine ganz individuellen Yogaprogramme. Jeden Tag durchschnittlich zwei bis drei Stunden, mit Zuwendung und Hingabe, ohne Druck und Spannung. Und exakt nach den Bedürfnissen meines Körpers, so wie er sie mir signalisierte. Die Gemeinschaft der Gruppe und auch die Nähe meiner Mitbewohnerin gaben mir ein Gefühl von Geborgenheit. Es lässt sich besser üben, wenn man weiß: Ich bin nicht allein.

Nach 14 Tagen endete der Kurs, doch ich hatte mir den Luxus erlaubt, meinen Aufenthalt noch eine Woche zu verlängern. Da alle Teilnehmer wieder nach Hause gereist waren, wohnte ich nun allein in meinem Bungalow, und so gab es niemanden mehr, mit dem ich mich hätte treffen können.

Eine große und lähmende Einsamkeit überfiel mich. Selten hatte sich Einsamkeit in mir mit solcher Macht gezeigt! Ich verlor jede Motivation und auch den Spaß am Üben. Mein Atem war blockiert. Die Tatsache, dass jede Gefühlsregung sich grundsätzlich auch im Atembewusstsein widerspiegelt, bekam ich nun in vollem Umfang zu spüren.

Was sollte ich jetzt nur tun? Diese Frage stellte sich mir sehr eindringlich. Ich setzte mich auf meine Matte und ließ meine Gefühlsbewegungen erst einmal zu. Dabei spürte ich aber schon, wie hilfreiche Informationen sich ihren Weg aus meiner Erinnerung in mein Bewusstsein bahnten. Aus dem planktonartigen Gewusel von Gedanken und Gefühlen stiegen Worte auf, an die ich mich aus Empfehlungen einer indischen Yogalehrerin erinnerte:

Gehe einige Tage an einen ruhigen Ort, an dem du ungestört sein kannst. Gib deinem Körper nur so viel zu essen und zu trinken, wie er unbedingt braucht. Komme mit deinen Konditionierungen in Einklang.

Nun, der Ort, an dem ich mich befand, hätte nicht besser sein können: eine ruhige und abgeschiedene Umgebung, und für Essen und Getränke war gesorgt. Augenscheinlich war das Gefühl der Einsamkeit zu meiner Herausforderung und Chance geworden. Mit dieser Motivation begann ich nun zu üben. Die Emotion blockierte immer noch meinen Atem. Doch mit der Durchsetzungskraft des Beobachters gelang es mir in kleinen Schritten, einen Durchbruch zu erzielen. Nun begann die Wende.

Die beste Gelegenheit zu einer Transformation ist dann gegeben, wenn sich ein karmisches Thema in voller Stärke aufdrängt. Mein Atem bewegte sich langsam wieder zu einem Fließen. Ich übte von Asana zu Asana und gab meinem Körper all die Zeit, die er benötigte, um bis in seine Tiefen zu regenerieren. Eine Zeit, die gerade die karmischen Härten brauchten, um weicher zu werden und sich sogar zu lösen.

So vergingen beispielsweise in einer Drehung durchaus bis zu fünf Minuten, oder acht bis zehn Minuten in einer Kerzen-Variation. Auf diese Weise konnte sich der Blutfluss wirksam anpassen und den Sauerstoff dorthin transportieren, wo er lange nicht war. Der Körper setzte eine große Selbstreinigungskraft in Gang und verarbeitete viele Altlasten. In den Wiederholungen erreichte die Energie weitere Körpertiefen.

Durch diesen Prozess gelang es mir, in Einklang mit der Einsamkeit zu kommen. Sie war jetzt nicht mehr so dominant. Meine ganze Situation hatte sich beruhigt.

Negative Emotionen sind imstande, dem Körper innerhalb kürzester Zeit seine Energie zu rauben, ähnlich wie ein Kurzschluss, der den Stromfluss unterbricht.

Mein Vorteil war, ein Geübter zu sein, so konnte ich das Handwerk anwenden. Die Summe meiner Erfahrungen und ein gewisses Quantum an Intuition trieben den Prozess voran. Wohin er mich führen würde, konnte ich noch nicht wissen. Hier betrat auch ich zum Teil Neuland.

Einige meiner yogischen Erfahrungen hatten mich in der Vergangenheit schon überrascht, und nun bahnte sich eine weitere bemerkenswerte Körperwirkung an. Alle Energie, die sich durch meine Bemühungen in den letzten Tagen und Stunden gesammelt hatte, zentrierte sich unüberspürbar in meinem Genitalbereich und machte sich dort selbstständig. Ob nun durch Hormone, Nerven oder tiefe Durchblutung, vielleicht auch durch alle Einflüsse gleichzeitig, erigierten meine Schwellkörper zu einem nie da gewesenen Extrem. Ein positiver Schock, der mich erneut vor die Frage stellte: Wie gehe ich damit um?

Zuallererst dominierte der Gedanke, das Bedürfnis zu befriedigen. Gleichzeitig aber erschien in mir, nicht weniger dominant, das Thema Brahmacharya (Enthaltsamkeit und Keuschheit). Darauf begannen beide Standpunkte, sich eine heftige Auseinandersetzung zu liefern. Schon Ewald, mein erster Yogalehrer, hatte immer wieder die Lehre dieser Verhaltensregel verkündet, die in der klassischen Schrift des Patanjali unter »Yama« zu finden ist. Darin steht, dass man sexuelle Kräfte besser im Körper aufsteigen lassen sollte, statt sie zu verschwenden.

Nun schaute ich mit gelassener Konzentration meiner inneren Auseinandersetzung zu, zwischen der Dominanz hormoneller Lust und dem Neuen, für mich noch Unbekannten, worüber Yogaschriften zwar berichten, dem aber viele mit Zweifeln begegnen.

Für mich bot sich eine gute Gelegenheit, das Brahmacharya zu verwirklichen. Mein großes Interesse an dem, was kommen könnte, setzte sich immer mehr in mir durch. Ich blieb in meinem Gewahrsein und beobachtete, wie die Energie aus meinem zweiten Bewusstseinszentrum langsam abzog. Unmittelbar darauf empfand ich ein befreiendes Gefühl von Verbundenheit, das genaue Gegenteil von Verlassenheit und Einsamkeit. Ich fiel in eine tiefe Demut. Ängste aus einer lang vergangenen Zeit, die mir gar nicht mehr bewusst waren, verschwanden aus meiner Psyche.

Da, wo ich war, an diesem Ort, mochte ich nun bleiben, ohne jeden Zwang oder irgendwelche Bedenken. Da war keine weitere Übung mehr erforderlich. Ich wollte nur noch schauen. Auch wenn ich mich schon an einem schönen Urlaubsort befand – der schönste Urlaubsort jedoch entstand in mir selbst. Ich fühlte die Verbundenheit mit der Welt und allen Wesen, ohne aufstehen und dorthin gehen zu müssen.

Die Möglichkeit, mit mir selbst in Einklang zu sein, ist mir bis heute treu geblieben. Es wurde mir klar, was der bewusste Umgang mit sexuellen Kräften bedeutet. Und wie sehr die Welt von dieser Kraft beherrscht wird, statt umgekehrt.

Die Übung eines Brahmacharyas besteht also tatsächlich darin, sexuelle Energie zu einem angemessenen Zeitpunkt im Körper zu belassen, um ihr die Gelegenheit zu geben, sich in weitere Zentren zu verlagern. Nämlich dorthin, wo sie dringend gebraucht wird. Die weltweite willkürliche Verschwendung sexueller Kräfte führt nur zur Befriedigung, doch leider nicht zur Zufriedenheit.

Probleme auf körperlich-materieller Ebene zeigen einen Mangel an Spiritualität auf. Yogaübende befassen sich unwillkürlich mit dieser Thematik. Sie erkennen die Zusammenhänge zwischen Geist und Materie sehr genau. Unser Geist bleibt der Chef. Er allein hat die einmalige Fähigkeit zu materialisieren, aber auch zu entmaterialisieren, also loszulassen, in einer Art und Weise, die keine Rückstände hinterlässt.

Ausblick: Gibt es ein Ziel?

So wie wir uns am materiellen Urlaubsort nicht unbegrenzt aufhalten, sonst wäre es kein Urlaub mehr, so bleiben wir auch nicht dauerhaft an jenem spirituellen Urlaubsort in uns selbst. Immer wieder müssen wir uns bemühen, dorthin zu gelangen, immer wieder die Reise neu antreten.

Aber nach längerer Übung werden wir feststellen, dass wir diesen Ort in uns selbst öfter finden und dass die Reisezeit kürzer wird. Das heißt, unser Ausgangspunkt hat sich verändert, und wir müssen nicht, wie Sisyphos in der griechischen Mythologie, immer wieder ganz von vorne anfangen.

Der Yogaweg ist nicht linear, vielmehr ähnelt er einer Berg- und Talfahrt, und oft nimmt er ein ganzes Leben in Anspruch. Doch wer nicht anfängt, wird auch nie fortgeschritten sein. Und wer fortgeschritten ist, befindet sich auf seinem ganz persönlichen Weg und folgt seiner Richtung.

Solange es uns gut geht, weder körperlicher noch seelischer Schmerz uns drückt, gibt es keine Veranlassung, keine Motivation, ein anderes, besseres Ziel zu erreichen. Doch wir erfahren, dass so ein Idealzustand nicht allzu lange anhält.

Leidvolle Spannungen, die uns das Schicksal oder unser Karma beschert, lassen in einem gesunden Menschen den Wunsch aufkommen, sich von diesem Leid zu befreien. Die mögliche Befreiung wird dann zum Ziel, und dieses wird nicht selten früher oder später erreicht. Wir können dann wieder aufatmen und das Erreichte genießen. Doch in dem Glauben, alles bliebe so schön, wie es nun ist, verlieren wir das Ziel wieder aus den Augen.

Und so holt uns nach nicht allzu langer Zeit das Leid aus verschiedenen Richtungen wieder ein. Erst wenn der Schmerz groß genug geworden ist, werden wir uns erneut auf die Befreiung besinnen und versuchen, uns diesem Ziel zu nähern.

Dieses Wechselspiel von Auf und Ab, Berg- und Talfahrten lässt zu einem bestimmten Zeitpunkt in unserem Leben die tiefe Absicht reifen, uns nun endgültig von den leidvollen Spannungen, die unser Karma sind, zu befreien.

Solange wir noch sagen können, »Ach, es geht schon irgendwie...«, ist der Leidensdruck nicht groß genug, und die Motivation zu einer letztendlichen Transformation bleibt zu schwach. Zwar lassen sich Kompromisse schließen, aber das würde bedeuten, dass wir uns mit dem Schmerz arrangieren und unser Leben mit ihm statt ohne ihn verbringen wollen. In letzter Konsequenz ist der Weg, wenn wir ihn wirklich gehen, kompromisslos.

»Du sollst keine anderen Götter haben neben mir«, sagt die Heilige Schrift. Und es lohnt sich zutiefst, wenn wir es schaffen, uns unseren inneren Quellen zu widmen, statt nur zu den Wasserhähnen zu gehen. Das Ziel zu erreichen verlangt von uns, dass wir dort aktiv werden, wo wir es lange nicht waren, um uns auf diese Weise Schritt für Schritt vom Karma zu lösen. Dabei legen wir gewohnte Hüllen ab, erklären uns dazu bereit, etwas völlig Neues in unserem Leben zuzulassen. Nicht weil es gerade Mode geworden ist, sondern unsere Bestimmung (Dharma). Das führt zu einer tiefen Freude (Ananda) und kann nur das Ziel sein!

In solchen oft lebenslangen Lernprozessen, in der inneren und äußeren Auseinandersetzung, werden wir sprichwörtlich zu einer Karma-Made, die es schafft, den Komposthaufen des Karmas zu Dünger zu verarbeiten. Dieses Bild erscheint uns vielleicht nicht ästhetisch schön, aber es ist lebenspraktisch und zutreffend, denn:

Karma ist Energie!

Diese Energie wird zur größten Herausforderung unseres Lebens und zu einem Ziel, das den Charakter stärkt.

Nachwort

Seit 1988 besuche ich deine Yogakurse und höre auf deine präzisen, gut abgestimmten Anleitungen. Mit ihrer Hilfe kann ich Atem und Körperübungen in meinem Innersten wirken lassen.

Die Yogaübungen begleiteten mich in guten Tagen, stärkten mich in leidvollen Zeiten, sie halfen mir in körperlicher Not und unterstützten meine therapeutische und künstlerische Tätigkeit. Manche Bewegungen flossen unmittelbar in die Gestaltung eines Bildes ein. Für all die Jahre, die ich bei dir sein konnte, bin ich sehr dankbar. Ich hoffe sehr, du bleibst uns erhalten, denn ich möchte schon in deinen Kursen mit dir älter und alt werden.

Zur Veröffentlichung dieses Buches kann ich dich nur beglückwünschen. Deine erfahrene und kompetente Tätigkeit wird darin festgehalten, nachvollziehbar erläutert und beschrieben. Interessierte Menschen können mit diesem Buch Zugang zur Yogalehre finden und sie besser verstehen. Vielleicht lassen sich manche inspirieren, beginnen wieder mit den Übungen oder vertiefen sie. Ich bin mir sicher, dein Buch wird allen ein guter Begleiter auf ihrem »Pilgerpfad« sein.

Brigitte Sommerlad,
Künstlerin und Therapeutin in Maintal

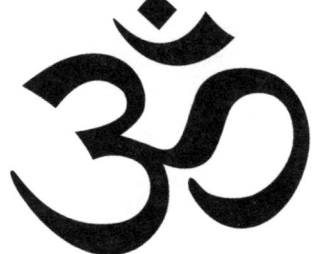

Glossar

Agni: Feuer, Verdauungsfeuer, wandelt Nahrung in wohltuende Energie um.

Ananda: Glückseligkeit, die ausschließlich aus den inneren Quellen heraus entsteht.

Asanas: Körperhaltungen in ihrer Vollendung. Ein Asana ist statisch, wie z. B. Kobra oder Lotussitz, im Gegensatz zum dynamischen Vinyasa (Bewegungsabfolge, z. B. Sonnengruß). Hatha-Yoga mit seinen vielfältigen Körperhaltungen wurde erstmals bekannt mit der Hatha-Yoga-Pradipika, der klassischen Yogafibel, die etwa im 14. Jahrhundert entstand. Vor dieser Zeit gab es nur ein Asana, nämlich die aufrechte Sitzhaltung, in der Yogis mithilfe des Atems zu Samadhi gelangten.

Atem: ist verwandt mit dem altindischen »atman«, das bedeutet Hauch, Seele. Schon aus dieser Wortbedeutung geht hervor, dass Atem mehr ist als Sauerstoff. Während der Atem durch die feinstofflichen Nadis fließt und den feinstofflichen Körper nährt, bewegt sich der Sauerstoff durch die Blutbahnen und nährt den grobstofflichen Körper.

Atemraum: feinstofflicher Körper, der Materie mit Energie versorgt. Für den Menschen bedeutet das, dass dieser Atemraum den gesamten Körper durchdringt, wenn dieser gesund und durchlässig ist. Spannungen dagegen lassen sich vom Atemraum nicht erreichen. Durch unsere Bemühungen versuchen wir, diese Bereiche so zu entspannen, dass sich auch dort der Atemraum bilden kann. In diesem ist der Körper gleichzeitig auch mit Sauerstoff versorgt. Fehlt der Sauerstoff, kommt es zu Mangelzuständen.

Atemzentrum: entsteht aus dem vollkommen entspannten Zwerchfell. Das Gefühl definiert das Atemzentrum. Von dort strahlt der Atemraum in alle Richtungen gleichzeitig, das heißt in Organe, Nerven, Knochen, Lymphen und jeden Körperteil. Nicht vergleichbar mit der Vollatmung, die »nur« über eine Atembewegung verfügt, jedoch nicht über eine Ausstrahlung. Das Atemzentrum bewegt sich völlig unkonditioniert.

Atman: innerer, schöpferischer Gott, oder auch aus hinduistischer Sicht das unsterbliche Selbst im Menschen, das im Westen als Seele bezeichnet wird.

Aura: äußere feinstoffliche Hülle des menschlichen Körpers, die seine Ausstrahlung ausmacht. Sieben Chakren bilden je eine Hülle und schaffen aufeinanderfolgend dann die Aura.

Ayurveda: altindische medizinische Wissenschaft.

Beobachter: völlig unkonditionierter Geist, Urgeist; oft überschattet durch den unruhigen, konditionierten Geist.

Brahmacharya: Enthaltsamkeit, Keuschheit, Transformation sexueller Kräfte zu innerem Wohlbefinden (Ananda).

Brahman: Äußerer, schöpferischer Gott, der in Indien der Unvergänglichkeit zugeordnet ist.

Chakra: wörtl. Rad, feinstoffliches Lebenszentrum. Sieben Hauptchakren befinden sich in der Körperaura. Die Chakren haben Sender- und Empfängerfunktion. Anordnung vom Steißbein bis zum Scheitel:
Wurzel- oder Steißchakra
Kreuzbeinchakra
Nabelchakra
Herzchakra
Halschakra
Stirnchakra
Scheitelchakra
Ein harmonisches Zusammenspiel aller Chakren ist die Grundlage für den vitalen Energiefluss in unserem Körper. Der feinstoffliche Körper wird oft noch unterschätzt, doch

Krankheiten bilden sich häufig zuallererst in diesen feinen Körpern und erscheinen erst einige Zeit später im groben Körper. Beispiel: Es beginnt lediglich mit einer Unruhe; wird diese nicht wahrgenommen und nicht wieder ausgeglichen, so setzt sich die Unruhe fort in stärkere Spannung bis hin zu Rückenproblemen oder Depressionen, je nach Veranlagung.

Dharma: Ordnung, Bestimmung, auch Berufung, das heißt unsere wahre Bestimmung auf allen Ebenen; wirkt dem Karma entgegen.

Feinstofflich: Als feinstofflich werden unsichtbare, nicht greifbare Körper bezeichnet, wie z. B. die Aura, die Nadis, die Chakren, der Atem oder Schwingungen. Sie alle haben große Auswirkungen auf den grobstofflichen Körper, denn das Feine formt das Grobe.

Guru: Lehrer, spiritueller Meister. Er begleitet Suchende auf ihrem Weg der Selbstverwirklichung.

Hatha-Yoga: Körper-Yoga, bestehend aus Asanas und Pranayamas (Körperhaltungen und Atemtechniken). Ziel ist die körperliche Gesundheit. Ha = Sonne, Tha = Mond. Im übertragenen Sinn: Kontraktion und Dehnung oder Ein- und Ausatmung. Die Asanas und Pranayamas nehmen Einfluss auf die Lebensenergie (Kundalini), die durch den Körper fließen soll bis in die feinstofflichen Bereiche (Chakren). Erste Überlieferungen über Hatha-Yoga dokumentiert die Hatha-Yoga-Pradipika von Svatmarama aus dem 14. Jahrhundert.

Ida: feinstofflicher Hauptkanal, linker Nasen-Nadi.

Instinctotherapie: auch als Rohkosttherapie bezeichnet, begründet von Guy Claude Burger. Dieser lehrte den Weg zurück zur naturgemäßen Ernährung. Laut seiner Aussage sollte es »nur« Dinge zu essen geben, die so auch in der Natur zu finden sind. In einer regelrechten Therapie werden die Sinnesorgane sensibilisiert, damit sie die entsprechende Frucht oder das Gemüse als das für die Gesundung Richtige erkennen.

Kapha: wörtl. Schleim, eine der drei Typenbezeichnungen des Ayurveda, auch unter dem Begriff »Schlacketyp« bekannt. Schlacke entsteht durch einen Mangel an Verdauungsfeuer. Kapha gibt dem Körper Festigkeit und reguliert Schleimhäute. Der Kapha-Typ ist meist beständig und ausgeglichen.

Karma: allgemein als unerwünschte, jedoch selbstbewirkte, manifestierte Belastungen verstanden, die sich oft über Inkarnationen hinweg angesammelt haben. Karma lässt sich weder durch Zufall abbauen, noch durch das Vergehen von Zeit. Es besteht jedoch die Möglichkeit, durch kontinuierliches bewusstes Üben (Yoga und Meditation) die karmischen Spannungen allmählich abzutragen. Allerdings auch nur dann, wenn es gelingt, die ureigene Lebensenergie in die karmischen Tiefen zu bewegen, damit der Stoffwechsel dort angeregt wird. Hilfreich ist ebenfalls das Finden des Dharmas, der eigenen Ordnung und Bestimmung.

Karma-Yoga: eine hohe klassische Yogaform, die sich im stärker materiell orientierten Westen noch nicht durchgesetzt hat. Selbstloses Tun und Handeln soll den nach Befreiung Strebenden seinem Ziel näherbringen. Nicht mehr der Lohn ist das Ziel, sondern die Handlung.

Krishnamurti, Jiddu: indischer Philosoph und spiritueller Meister, 1895–1986. Wurde bereits als Kind von den Theosophen, so dem Okkultisten Charles Webster Leadbeater, als Inkarnation Jesu erkannt. Daraufhin genoss er eine intensive theosophische Ausbildung in England. Nach dem Tod seiner Mutter befreite er sich von seinem Status als Inkarnation Jesu und begann über den Umgang mit den trickreichen inneren psychomotorischen Bewegungen zu lehren. Er lehrte regelmäßig u. a. in Saanen (Schweiz), aber auch in Brockwood Park (England) und seinem Heimatland Indien. Wie kein anderer berichtete er über die Tricks, die das Ego bereithält. Damit wollte er seinen Zuhörern die Möglichkeit geben, ihre eigene Ego-Struktur besser zu erkennen und sich letztlich davon zu lösen. Einer seiner beliebtesten Grundgedanken war: »Face it right now.« Damit meinte er: Schau dir an, was dich bewegt, und zwar gerade jetzt und da, wo du bist, um damit in Einklang zu kommen und es so zu lösen.

Kundalini: unkonditionierte Lebensenergie, die aus der Reinheit von Körper und Geist entsteht. Symbolisiert wird Kundalini als Schlange, die schlummernd und zusammengerollt am unteren Pol der Wirbelsäule liegt. Kundalini hat lediglich ihren Kopf in dem Hauptnadi Shushumna (dem zentralen Nervensystem zugeordnet). Durch Bemühungen soll die Schlange im Wirbelsäulenkanal aufsteigen und alle wichtigen Lebenszentren aktivieren.

Mahasamadhi: wörtl. der große Samadhi. Bezieht sich auf den Tod eines Heiligen, den er selbst so bewusst wie möglich erlebt, um zu seiner letzten großen Befreiung zu gelangen. Nicht der Körper verlässt ihn, sondern er verlässt den Körper.

Nadis: feinstoffliche Kanäle oder Gefäße, durch die der Atem fließt. Nach Aussagen alter Yogis bewegt sich der Atem durch etwa 380 000 Nadis bis zu jeder Zelle des menschlichen Körpers. Etwa wie die Aorta oder Bauchschlagader gehören Ida (linker Nasennadi) und Pingala (rechter Nasennadi) zu den großen Hauptnadis. Der zentrierte Atem bewegt sich letztlich in Shushumna (auf der Körperebene: zentrales Nervensystem), dem dritten Hauptnadi.

Patanjali: Verfasser des Yoga-Sutra, der Leitsätze des Yoga, etwa um Christi Geburt. Das bekannteste Sutra ist »Yogah cittavrtti nirodhah«. Übersetzt heißt das: Yoga ist jener Zustand, in dem die unruhigen Bewegungen des Geistes zur Ruhe gekommen sind. Es gibt insgesamt 195 Sutras.

Pingala: feinstofflicher Hauptkanal, rechter Nasen-Nadi.

Pitta: Sonne, Feuer, Galle. Eine der drei Typenbezeichnungen des Ayurveda, verantwortlich u. a. für Stoffwechsel, Verdauungsfeuer, Wärmehaushalt. Der Pitta-Typ ist meist temperamentvoll, auch neigt er zu unreiner Haut.

Prana: Atem, auch kosmische Lebensenergie, eine Art Grundnahrung, die für den Menschen ihren Stellenwert noch vor dem Sauerstoff hat. Prana oder Atem durchdringt Raum und Materie und befindet sich auch im kosmischen luftleeren Raum. Die lebenswichtige Grundnahrung Prana geht ihren Weg durch Ida und Pingala und nährt den feinstofflichen menschlichen Körper, ohne den der grobstoffliche Körper nicht existieren kann.

Pranayama: wörtl. Beherrschung des Prana oder Verlängerung des Atems. Durch Atemtechniken (Teil des Hatha-Yoga) wird der Körper in einen höheren Energiezustand gebracht. Der Atem strömt durch die Nadis und belebt im besten Fall alle Chakren. Einige Pranayamas dienen auch zur Reinigung der Nadis, damit Prana besser fließen kann. Andere Pranayamas wiederum dienen zur Vertiefung des Atems.

Samadhi: ein Zustand, in dem Körper, Seele und Geist sich in den Urzustand des absoluten Wohlbefindens fügen. Samadhi bezeichnet den bewussten Einklang des Menschen mit sich selbst, entstanden durch den Einfluss innerer Energiequellen, die durch Übungen wie Yoga oder Meditation aktiviert worden sind.

Savasana: wörtl. Totenstellung, entweder Rückenruhelage oder auch Bauchlage. In diesen Positionen kann der Körper optimale Entspannung erlangen.

Shakti: indische Gottheit, verkörpert das weibliche Prinzip, dynamische, unkonditionierte Lebensenergie. Sie wird durch unterschiedlichste Übungsformen aus der Beobachtungskraft in Bewegung versetzt und bildet in Verbindung mit der eher statischen Kopfenergie einen Zustand absoluter Zufriedenheit.

Shiva: indische Gottheit, verkörpert das männliche Prinzip. Shiva kann Shakti, die dynamische Energie in uns, bewegen und sich letztlich mit ihr vereinen. (Samadhi)

Shradda: inneres Vertrauen oder auch Selbstvertrauen.

Shushumna: feinstofflicher Hauptatemkanal, der am unteren Pol (Steiß) der Wirbelsäule beginnt und am Scheitelchakra endet. Steigt Kundalini in diesem Nadi auf, kommt es zu einer ausgleichenden Bewegung im gesamten Körper-Seele-Geist-Bereich.

Sympathikus – Parasympathikus: gehören zum vegetativen Nervensystem. Der Sympathikus versetzt den Körper in einen leistungsbereiten, mit höherer Aufmerksamkeit verbundenen Zustand, der Parasympathikus sorgt für Beruhigung und Erholung. Der Solarplexus vereint zu gleichen Anteilen beide Nervenkategorien direkt unter dem Zwerchfell.

Ujjayi: gebräuchlichste Atemtechnik im Hatha-Yoga, speziell im Pranayama. Sie wurde dem Schlafatem abgeschaut. Durch einen leichten Verschluss in der Kehle (Kehlverschluss) wird der Atem ruhiger und länger und für den Körper wirkungsvoller.

Vata: Wind, Bewegung, eine der drei Typenbezeichnungen des Ayurveda. Verantwortlich für die Bewegungsabläufe im menschlichen Körper, etwa Atem, Verdauung, auch Gedanken. Der Vata-Typ denkt und spricht schnell, er tendiert zu trockener Haut und verträgt nur kleine Mengen Alkohol.

Viveka: geistige Klarheit oder Unterscheidungskraft, auch analytische Fähigkeiten. Der Mensch braucht sie, um das Falsche vom Richtigen zu unterscheiden. Diese Fähigkeit sollte alsbald auf dem Yogaweg erlangt werden.

Yin – Yang: kommt aus der chinesischen Denktradition. Bekannt ist das Yin-Yang-Symbol. Yin und Yang sind Ausdruck zweier polarer Kräfte, die in ihrem Zusammenspiel eine kraftvolle Einheit bilden. Yin – weiblich, entspannend, loslassen; Yang – männlich, kraftvoll, Kontraktion. Überwiegt eines von beiden, entsteht Konflikt. Durch die Yinisierung oder Yangisierung z. B. durch Nahrungsmittel oder entsprechende Körperprogramme kann der Ausgleich zurückgewonnen werden.

Yogananda, Paramahansa: indischer Yoga-Meister, 1893–1952. Er widmete sein Leben vor allem dem Geist-Yoga und beeindruckte durch seine Lehren und Veröffentlichungen. Er ist der Gründer der Self-Realization Fellowship (deutsch: Gemeinschaft der Selbstverwirklichung), einer Vereinigung mit Mitgliedern in verschiedenen Ländern. Als Haupttätigkeit stehen seine Meditationstechniken im Vordergrund. Sein bekanntestes Buch ist die »Autobiographie eines Yogi« (1946). Wer es liest, kann nur staunen über die vielen übersinnlichen Fähigkeiten, die sowohl Yogananda als auch weitere Yogis anwenden konnten. Verblüffend sind die Umstände seines Todes, dessen Zeitpunkt er Tage vorher vorausgesagt hatte und der auf die Stunde genau eingetroffen sein soll. Mit einem Lächeln ging Yogananda in Mahasamadhi ein. Es hieß, sein Leichnam habe noch einige Zeit keine Zerfallserscheinungen aufgewiesen.

Danksagung an
Gunhild Hexamer

Ohne ihr Know-how, ohne ihre Motivationen und ohne ihr Durchhaltevermögen würde das vorliegende Buch noch in meinem Geiste schweben.

Dass das geistige Gut in diesem Buch für alle Interessierten nachvollziehbar geworden ist, dafür möchte ich Gunhild Hexamer meinen aufrechten Dank aussprechen.

Nach zweieinhalb Jahren engagierter Zusammenarbeit ist das Werk nun vollendet.

Peter Bernewitz

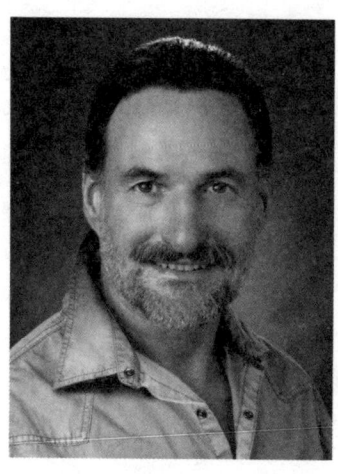

Über den Autor

Peter Bernewitz ist Yogalehrer im BDY-EYU. Er übt seit 40 Jahren Yoga und unterrichtet seit über 30 Jahren, davon 27 Jahre in seiner eigenen Yogaschule bei Frankfurt am Main. Sein gereifter Stil (Yoga der Schwerkraft) ist die Basis der Zusammenarbeit mit vielen Yoga-Praktizierenden.

Peter Bernewitz unterrichtet ausschließlich auf der Grundlage seiner eigenen Erfahrungen, die das Loslassen auf körperlicher, geistiger und emotionaler Ebene betreffen.

Sein Anliegen ist es, seinen Werdegang und insbesondere die Resultate daraus für wirklich Interessierte zugänglicher zu machen, z. B. auch, damit sie Modeerscheinungen von yogischen Wurzeln unterscheiden können.

Weitere Informationen unter: www.yoga-bernewitz.de

Über die Herausgeberin

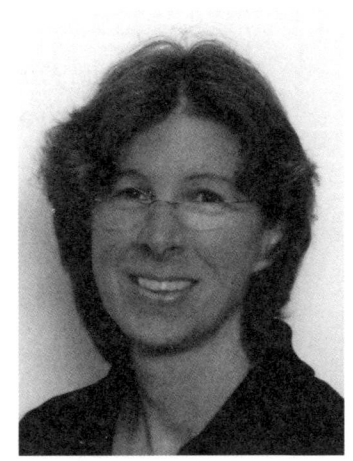

Gunhild Hexamer ist seit sieben Jahren Yogaschülerin bei Peter Bernewitz und hat sich von Beginn an mit der Weisheitslehre des Yoga beschäftigt. Sie hat Germanistik und Anglistik studiert, Informations- und Dokumentationswesen sowie kreatives Schreiben für Kinder und Erwachsene. Nachdem sie viele Jahre in Redaktionen, Informations- und Dokumentationsstellen gearbeitet hat, ist sie heute freiberuflich als Lektorin und Autorin tätig.

Als Herausgeberin will sie den Leserinnen und Lesern Wissen, Erkenntnisse und Erfahrungen aus der Yogapraxis in verständlicher und nachvollziehbarer Weise nahebringen. Weitere Informationen unter: www.textwerk-main.de

Außerdem erschienen im

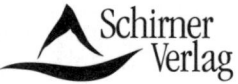

Prof. Dr. Arun Kumar Sinha
Kundalini Kriya Yoga
Eine Einführung
ISBN 978-3-8434-1034-2
216 Seiten

**Erwecken Sie Ihre Kundalini-Energie, und erlangen Sie
Erleuchtung!**

In der Abgeschiedenheit des Himalaya wurde dem indischen Arzt Prof. Dr. Arun Kumar Sinha das ganzheitliche tra-
ditionelle Kundalini Kriya Yoga mündlich von erfahrenen
Yogameistern übermittelt. Dieser Yogastil zielt darauf ab,
die jedem Menschen innewohnende persönliche Kraft der
Kundalini zu erwecken. Dadurch werden Körper und Seele
in Einklang gebracht.
Die spezielle Kombination von Körper- und Entspannungsübungen mit Atemtechniken, Mantren, Meditationen und
Mudras unterstützt Sie geistig und körperlich bei Ihrer spirituellen Weiterentwicklung.
Verbinden Sie sich mit Ihrer geistig-spirituellen Seite, und
leben Sie im Einklang mit Ihrer Seele voller Zufriedenheit
inmitten der Gesellschaft!

Gitta Kistenmacher
Pranayama
Die Atemschule des Hatha-Yoga
Übungsbegleiter zum tieferen Verständnis
der Pranayama-Praxis
ISBN 978-3-8434-1048-9
160 Seiten

Pranayama – die Mutter aller Atemtechniken

Pranayama, die Atemschule des Hatha-Yoga, ist eine der ältesten Atemtherapien der Welt. Sie lehrt uns, Prana – die kosmische Lebenskraft – bewusst wahrzunehmen, zu lenken und so den Körper und den Geist zu stärken.

Anschaulich und präzise führt Sie die erfahrene Yogalehrerin Gitta Kistenmacher in diese komplexe Atemkunst ein. Wertvolle Atemübungen, wie beispielsweise zur Atemverlängerung, bereiten Sie gezielt auf die verschiedenen klassischen Pranayama-Konzepte vor. Zum tieferen Verständnis der Pranayama-Praxis fasst die Autorin yogisches Hintergrundwissen zusammen und erklärt dabei leicht nachvollziehbar dessen Anwendungs- und Wirkungsweisen.

Meistern Sie Ihre Lebensenergie,
und werden Sie damit
zum Meister Ihres Lebens!

Bildnachweis:

S. 19, 87, 152, 221: #24987354 ©styleuneed

S. 32, 49, 67,115, 182: »31357509, © Bokica

www.fotolia.com